マインドフルネスを始めたいあなたへ

著
ジョン・カバットジン

監訳
田中麻里

訳
松丸さとみ

星　和　書　店

Seiwa Shoten Publishers

2-5 Kamitakaido 1-Chome
Suginamiku Tokyo 168-0074, Japan

Wherever You Go, There You Are

Mindfulness Meditation in Everyday Life

by

Jon Kabat-Zinn

Translated from English

by

Mari Tanaka
Satomi Matsumaru

作者より　日本版に寄せて

日本の読者の皆さまに本書をご紹介できることを、心から嬉しく思います。マインドフルネスという言葉自体は、あまり日本で使われていないかもしれませんが、マインドフルネスと日本文化には、非常に長くそして密接に結びついた歴史があります。三十年余り前から、世界中の医療センターや病院で、比較的短期間の研修と継続的な実践が行われてきており、マインドフルネスが身体的、感情的な痛みや苦しみといったあらゆるストレスからの回復力を強化できることがわかってきました。さらに、脳や遺伝子、生体や生化学そのものにもよい影響を与え、ひいてはさまざまな慢性疾患にも効果があることもわかってきたのです。この分野における科学的、医学的な研究はまだ日が浅いですが、活発に行われており、急速に成長していて将来が非常に有望です。

本書の第一章でも述べていますが、マインドフルネスはしばしば、仏教瞑想の中核として語られます。しかしながら、その本質は普遍的です。ちょうど仏陀が仏教徒ではなかったように、マインドフルネスもまた、単なる仏教ではありません。さらに、禅や禅の心（Zen Mind）と呼ばれるものの本質であり、道元禅師やその弟子の教えの核となるものではありますが、日本で生まれたものでもありません。

禅は、道元が十三世紀に中国で学び持ち帰ったものですが、それは当然ながら、もともとインドから伝来したものでした。しかし究極的には、マインドフルネスの持つ、知恵、思いやり、明晰さは、私たち人間の基本的な本質の普遍的な側面です。私の考えでは、これは私たちを人間たらしめる最後の共通項なのです。それはあらゆる面において、非二元的で、分離することができません。また、健全な世界とは、人類レベルでも、国家レベルでも、そして個人レベルでも、私たちが生まれながらにして持つ潜在能力から生み出され、具現化され、行動を起こす力によってこそ成り立つのかもしれません。

日本における、知恵と思いやりの実践という美しく長い歴史を考えると、二〇一一年三月十一日に発生した東日本大震災と津波に伴う福島第一原子力発電所での凄惨な事故や、現在もなお続いている、事故の影響による強いストレスに対処するために、今、日本には、仏教徒が法（ダルマ）と呼ぶものの遺産を取り入れ、現代社会とうまく統合させる多様な方法を見つけるという大きな期待がかかっていると私は感じています。

二十年前の一九九三年夏、私は春木豊博士のお招きにより国際健康心理学会に出席するため、初めて日本を訪れました。春木博士は当時、早稲田大学人間科学部の教授で、また、私の処女作である『マインドフルネスストレス低減法』（二〇〇七、北大路書房、原題 Full Catastrophe Living）の翻訳者でもありました。私は、日本に滞在している間に臨済宗（禅宗のひとつ）で評判の高い禅師のどなたかに会えないかと春木博士にお願いしていました。そして博士は、世界的に有名な京都の龍安寺山内にあるこぢんまりとした大珠院の住職、盛永宗興老師にお会いできるよう仲介してくれました。ちょうど、住職の娘婿であるプリンストン大学東アジア学部教授も同じ頃に訪れており、住職とその世界に個人的に深い結びつきのある素晴らしい人が通訳をしてくれるという幸運に恵まれました。

大珠院内に位置する盛永住職の慎ましい住まいで、たくさんの鯉が泳ぐ池へと続く苔のむした岩や、辺り一面の古木や竹を見わたせる、畳の縁先に座り、私たちは長く語り合いました。聞こえるのは蝉の声、鳥のさえずり、水が流れる音だけでした。私はまるで、魔法にかけられ十三世紀の日本、道元の時代に連れていかれたような気がしました。自分自身をつねって夢ではないことを確認してしまったほどです。私にとって、いろいろな意味で夢のような体験でした。

マサチューセッツ大学医療センターにある私のストレス低減クリニックで、現代医療の中で瞑想をどう活用しているのか、盛永住職に知っていただくため、春木博士は『マインドフルネスストレス低減法』を前もって住職に送っておいてくれました。現在、私たちはこの方法を、「マインドフルネスストレス低減法」（Mindfulness-Based Stress Reduction）を略してＭＢＳＲと呼んでいます。どうやら住職は、拙著を読み込んで、その本質を理解してくれたようです。

私たちの会話は、専門的でありながら包括的でもありました。住職は、ご自身も袈裟を脱いで平服に着替え、近くの小学校で毎週小さな子どもたちを教えていることを話してくれました。法（ダルマ）を寺院から普通の人たち、とりわけ子どもたちの生活の中へ持っていくうまい方法を探すことに専心しているとおっしゃいました。瞑想を非伝統的な方法*で教える経験や取り組みについてお互いに情報交換することを、彼は純粋に楽しんでいるように見受けられました。

会話の途中で、私は非常に意図的に、禅の対話でよく行われるように、彼を困らせるような質問をしました。禅の信仰者が「名称と形態」（ナマルパ）と呼ぶものに対し、彼自身がどれほど固執しているかをそっと調べてみることにしたのです。私は盛永住職に、仏教や禅などにはまったく興味を持たないが、あらゆるストレス、慢性的痛みや疾患により非常に苦しんでいる私の患者さんたちが、禅詩や伝統的な仏教の教えを理解しないものの（当然ながら、アメリカ人にとっては非常に異質でなじまない考えでしょう）、瞑想の実践をきちんと訓練することで生まれるであろう明晰さや知恵、自分に対する慈しみの思いをとても必要としている場合、どのように患者さんたちを導くのが最善かと聞いてみました。

私の質問が日本語に通訳されている間、私は住職の年老いた顔を注意深く見ていました。全身で浴びていた音が、あたりを満たしていきました。まるで時間が止まってしまったかのような優美なひとときでした。住職はためらうことなく答え、その顔には力強さとおおらかさがありました。「仏教など捨ててしまいなさい。禅など捨ててしまいなさい」。

私の心の中には大きな「イエス！」が浮かび、そして住職の目を見て、お互いじっと視線を合わせたまましばらく静けさの中にいると、自分の顔に柔らかな微笑みがこぼれてきたのを自分で感じることができました。本当なんだ、と思いました。伝統的な形式を守りながら、「名称と形態」に固執しないという禅の心を体現している禅師がまだ存在していたのだ、と。

私は盛永住職に、そして北斎や良寛、その弟子に心からの敬意を表します。さらには国粋主義（Nationalism）や愛国主義（Chauvinism）や暴力に背を向け、日常と知恵を統合した古くからの数えきれないほどの日本の芸術家や詩人にも。良寛の時代に、現代に名を残した人物はわずかです。しかしこの自由な世捨て人は、外見的には何の意味も持たないような簡素な人生を送りましたが、今も人々の記憶にとどまり尊敬されています。彼の言葉は生き続けているのです。その言葉は、私たちに感動を与え、ここでも「名称と形態」を超え、孤立や関わりを超え、二元性を超えた深遠なところへと向かわせます。その言葉は、表面的で愚かな区別をしない方向へと向かわせます。

幽居す　石渓の西　喬林　緑蘿を挂く
更に車馬の跡無く　時に樵采の歌を聴く

＊興味深いことに今、米国や英国では、さまざまな方法でマインドフルネスを教育の場に持ち込む動きが広がっています。盛永住職は、かなり時代の先端を行っていたことになります。

陽に当たって衲衣を補い　月に映じて伽陀を誦す
為に報ず　同参の子よ　得意　多きに在らず
良寛　一七五八－一八三一

おそらく私たちはあまりにも多くのことを追いかけすぎ、そのため、私が「Being（存在すること）の領域」と呼ぶものの中に自らの身を置くことができず、もっとも深いところで私たち一人ひとりに何が求められているのか、自分の心が何を求めているのかを理解することができなくなっているのではないでしょうか。

モネやフランスの印象派に絶大な影響を与えた偉大な絵師であり、良寛と同時期を生きた北斎は、次のように語ったとされています。

己六才より物の形状を写の癖ありて 半百の此より数々画図を顕すといえども 七十年前画く所は実に取るに足るものなし
七十三才にして稍（やや）禽獣虫魚の骨格草木の出生を悟し得たり
故に八十六才にしては益々進み 九十才にして猶（なお）其（その）奥意を極め
一百歳にして正に神妙ならんか 百有十歳にしては一点一格にして生るがごとくならん

願わくは長寿の君子 予言の妄ならざるを見たまふべし

　物事の現実性を見て理解する能力をこのように継続的に研鑽することや、こうした理解や成長から自然に流れ出る創造性や変容は、今日——日本そして世界中で——まさに最も求められるものなのです。それは、私たち個人のみならず、社会や経済、政治に向けて、私たちが人間として持つもっとも深遠で最善なものを具現化することに他ならず、また人間らしく（一人ひとりの個性ある方法で）生きることへの忠誠に他なりません。日本古来の美しく英知に満ちた伝統は、そのもっとも細かな面と、もっとも普遍的な面が共に正しく理解されれば、平和、賢明な意思決定、美、そして地球の癒しに向けた世界規模でのルネサンスに大きく貢献できると私は信じています。どうか、私たち誰もが、一人ひとりの個性ある方法でそのことを理解できますように。そして本書でご紹介するエクササイズが、あなたの人生とキャリア、そして与えられた使命を育み、実現しますように。

ジョン・カバットジン

二〇一二年四月

序

知っていますか？　とにもかくにも、あなたは自分から逃げることはできないということを。どんなことをしていても、それがあなたのすべきことであり、今どんなことを考えていたとしても、それがあなたの考えるべきことだということを。また、これまでにどんなことがあったにせよ、その過去は変えられません。大切な問いは、「あなたがそれに対して、どう対処するか？」です。言い換えれば、「さて、どうする？」なのです。

好むと好まざるとにかかわらず、この瞬間が、あなたの持てるすべてです。でも、往々にして、私たちは今ここにいて、そこにしかいることはできないのだということを忘れてしまいます。毎瞬毎秒、私たちは「今、ここ」という岐路に立っているのです。でも、忘却という雲がかかったとたん、私たちは自分を見失い、「さて、どうする？」が問題となるのです。

見失うとは、自分自身だけでなく、自分の持てる可能性のすべてを見失うことです。そして、見たり、考えたり、行動したりがロボットのようにしかできない状態に陥ることです。そういうとき、私たちは自分の心の奥深いところにつながることなく、創造力や学びや成長を得るための絶好の機会も失っています。そして、気をつけなければ、そのような曇りの瞬間が徐々に増え、それが日常と化してしまいます。

今どこにいようとも、その場所と交わるには、今という瞬間にとどまり、その経験の中で充分に立ち止まることが必要です。今という瞬間をできるだけ長く感じきり、その完全さを見いだし、気づきとともに味わうことで、この瞬間への理解をより深めるのです。

そうして初めて、人生の一瞬一瞬の真実を受け入れ、そこから学び、次に進むことができます。それにもかかわらず、私たちは過去のこと、すでに起きてしまったことや、まだ起きてもいない未来のことで頭がいっぱいです。そして、どこかここではない、もっと素晴らしい、もっと幸せで、もっと思いどおりになる場所、あるいはこれまで慣れ親しんできた、どこか別の場所を探します。でも、この内なる緊張感について、気づいている部分はごくわずかです。もっといえば、日々の暮らしの中で私たちは、自分が正確に何をしているかについて、部分的にしか気づいていません、そして行動、さらに微少ではありますが、私たちの思考が、見ているものやしていることに与える結果について、私たちは部分的にしか気づいていないのです。

たとえば、私たちは普段、ほぼ無意識に、自分の思考（どの瞬間にも抱いている考えや意思）は、自分の外側にある世界と、内側にある心に関する真実を反映していると思い込んでいます。でも、往々にしてそうではないのです。

それにより、私たちはこの間違った、証明されていない思い込みのために、この瞬間の豊かさを意図的に無視し、高い代償を払っているのです。その代償は、静かに積み重なり、知らない間に、そして手立てを講じる間もなく、私たちの生活を蝕んでいます。つまり、今実際にいる場所を楽しむことも、豊かな可能性に触れることもなくなるのです。

その代わりに、もうすでに自分は何者か、現状はどうなっているか、どこに向かっているのか、何が起きているのかをわかっているかのように話を作り上げ、自らを閉じ込めます。そうなるとずっと、過去や未来について、やりたいこと、好きなもの、嫌なことや避けたいことなど、思考や幻想、衝動に囚われたままになってしまうのです。それらはどんどん広がっていき、自分がどちらを向いているのか、どこに立っているのかさえも見失わせます。

あなたが今手にしているこの本は、よく陥りがちなそのような夢や悪夢から、目を覚ますためのものです。そのような夢見の状態にいることすら気づいていないことを、仏教では「無知」「無明」と呼んでいます。この無知の状態に気づいていることを、「マインドフルネス」と呼びます。この夢見の状態から目を覚ますために、瞑想や、体系的な目覚めの探求や、今に意識を集中させる「行」を実践します。

この目覚めのプロセスは、私たちが夢に基づいて作り上げた現実に囚われないよう、原因と結果、そして物事の相関性を深く見つめる「智慧」と密接に関係するものです。そのためにも、今この瞬間にもっと意識を向ける必要があります。この瞬間だけが、生き、成長し、感じ、変化することのできる時間だからです。私たちは今後、過去と未来と、それらがもたらすジレンマの驚異的な引力に気づき、注意する必要が出てくるでしょう。瞑想は、よく言われるような、あやしく不可解なものではないということを知っておくことも大切です。瞑想は、ゾンビや植物人間、自己陶酔的なナルシスト、仙人、狂信者、神秘主義者、東洋の哲学家のいずれにも関係がありません。単に自分であること、そして自分自身が何者かを理解するためのものです。好むと好まざるとにかかわらず、私たちは人生を歩んでいるのだという気づきを得るものです。また、人生には方向性があるということを知るのにも役立ちます。人生は、一瞬一瞬、いつも展開しているのです。そして、今起きていることが、次の瞬間に起きることに影響しているのです。

もし、今起きていることが、次に起きることに影響するのであれば、ときおり、ちょっと見回して、今起きていることに意識を向け、内的、そして外的な自分の位置を確かめ、実際に、自分の人生と、今後の方向性をクリアに認識することは、意味のあることなのではないでしょうか？　そうすれば、魂、ハート、そして人生という、あなたの内面によりふさわしい地図を描ける場所に移ることができます。そうしなければ、この瞬間の無意識が、次の瞬間に受け継がれるだけで、時間は気づくことも、有効に使われることも、ありがたく思われることもなく、一日、一月、一年と、ただ過ぎていきます。

死ぬまで、もやのかかった、危険な道を進み続けることは、とても簡単なことです。でなければ、死の直前に少々もやの晴れる悟りを体験し、これまで何年間も考えてきた、どう生きるべきで、何が大切かについての考えは、真実でも、本来の人生を意味するものでもなく、恐れや、無知や、制限された考えに基づいた、よく調べてもいない、せいぜいが半分程度しか真実を反映していないものだということに、気がつくだけです。

また、家族や友人が、あなたがもっとクリアに物事を見るよう、必死に助けようとすることもありますが、誰も、あなたの代わりに目覚めのプロセスを歩むことはできません。でも、目覚めというのは、究極的には自分自身でしかできないことです。そういう意味でも、どこに行っても、あなたは自分から逃げることはできないのです。今展開しているのは、あなたの人生なのです。

ブッダは、気づきを説くことに捧げた長い人生の終わりに、自分に人生を楽にしてもらうことを望む信者たちに、このように述べています。「自分自身の光となれ」。

拙著『マインドフルネス・ストレス低減法』は、マインドフルネスが、仏教的だとか、神秘的だなどと思われず、一般の人に受け入れられるよう、できるだけわかりやすくしました。マインドフルネスは普遍的な人間の資質である、注意力や意識に関係しています。しかし、現代社会では、そのような資質を軽んじ、自己理解と智慧を用いて体系的に身につけようとはしません。瞑想とは、注意力と意識を深め、磨き、日常で実践するためのプロセスなのです。

『マインドフルネス・ストレス低減法』は肉体的・感情的に苦しみ、過大なストレスにあえぐ人のためのナビゲーションとなる本でした。本書の目的は、読者に、日頃忘れがちなことに注意を向けることによって得られる、直接的な体験を通して、マインドフルネスを人生の営みに融合させることには、とても本質的な理由があるかもしれないと気づいてもらうことです。

私は、マインドフルネスが、人生のあらゆる問題への、万能でお手軽な解決法だと主張する気はありません。まったく違います。魔法のような解決法なんて知りませんし、求めてもいません。人生は、さまざまな筆で描かれます。理解と智慧に至るには、多くの方法があります。個人個人でニーズは違いますし、世代によって求める価値があると思うものも異なります。私たち一人ひとりが、人生の設計図を描かなくてはなりませんし、その設計図を実行する心の準備をしなくてはなりません。

ですから、瞑想をする心の準備をしてください。人生のしかるべきタイミングで、自分の内なる声、心の声を聞き、呼吸に耳を傾ける準備が必要です。それらのために在り、それらと共に在り、どこにも行かず、物事をよりよくしようとすることも、違ったものにしようとすることもないのです。これは大変な作業です。

私は『マインドフルネス・ストレス低減法』を、マサチューセッツ大学医療センターのストレス低減クリニックに紹介されてくる患者のことを思いながら書きました。彼らの多くが報告してくれた目覚ましい心と体の変化に触発されたからです。彼らは八週間ものあいだ、元々クリニックにくるきっかけとなった深刻な問題を解決することを脇に置いて、マインドフルネスの中核となる、心を開き、耳を傾けるための集中的な修行に取り組みました。

『マインドフルネス・ストレス低減法』では、マインドフルネスの案内図として、緊急のニーズがある人が自分でケアができるように、詳細を事細かに述べなくてはなりませんでした。深刻な病気や、慢性的な痛み、そしてストレスの多い環境にいる、ニーズの高い人のために向けて書いたものだったのです。そのため、かなりのページを割いて、ストレスや疾患、健康や癒しに関する情報、そして瞑想について説明することになりました。

　本書は違います。マインドフルネスの瞑想の本質と、その応用の仕方を、簡潔かつ簡単に理解するためのものです。緊急性の高い問題やストレスや痛みや疾患がある人もない人も同じです。体系的なプログラムが肌に合わず、人に指示されるのは嫌だけれど、マインドフルネスと、その有効性には興味があり、ヒントやアドバイスをもらって、これまでの細切れだった情報を統合したい、という人には特にお薦めです。

　同時に、この本は、すでに瞑想を実践していて、より大きな気づきと洞察に満ちた人生を送ろうという自分への誓いを拡大し、深め、強化したいという人にもお薦めします。各章は短くまとめましたが、正式な実践方法と、それをいかにして日常のあらゆる場面で生かすかに主眼を置いています。それぞれマインドフルネスという多面的なダイヤモンドの一面を垣間見られるものです。どの章も互いに関連していて、似ている部分もありますが、それぞれが異なり、ユニークなものとなっています。

　このマインドフルネスというダイヤモンドの発掘は、人生における健全と智慧に向けて設計図を描きたい人なら誰でも取り組むことができます。必要なのは、困難なときであっても、寛容の精神と自分への思いやりを持ち、可能性に心を開きながら、日々の一瞬一瞬を深く見つめていこうとする意欲です。

第Ⅰ部では、マインドフルネスを一人で実践するにあたっての、論拠と背景について述べます。ここを読むと、読者は、多種多様な方法でマインドフルネスを生活に取り入れることを試みることができます。第Ⅱ部では、正式な瞑想法の基本的な要素について述べています。正式な瞑想法とは、意識的に他のあらゆる作業をやめ、マインドフルネスと集中力を養うための特定の方法に取り組む時間のことを指します。第Ⅲ部ではマインドフルネスの多様な応用法と見解について触れます。各章の「エクササイズ」は、日常にマインドフルネスを取り入れるための、正式、もしくはカジュアルな実践法です。

訳者より

第Ⅰ部～第Ⅲ部は、個別に読んでいただくことが可能です。第Ⅰ部は、マインドフルネスの背景となる考え方や姿勢について書かれています。マインドフルネス瞑想の実践方法をお知りになりたい場合、まずは体験してみようという場合には、第Ⅱ部からお読みになることをお勧めします。

目次

第Ⅱ部　マインドフルネス実践の基本

第Ⅲ部　マインドフルネスの精神をもって

第Ⅰ部

今この瞬間の開花

マインドフルネスとは何か？

マインドフルネスとは、現代の生活とも深くかかわりのある古来の仏教の行のことです。ここでいう「かかわり」は、仏教そのものや、仏教徒になることとは関係ありませんが、目覚めて、自分自身や世界と調和しながら生きることとは大いに関係があります。また、自分が何者であるかを探究し、自分の世界観と、自分が世界のどこに位置するかを自問自答しながら、私たちが生きている一瞬一瞬の完全さに対する感謝の気持ちを養うこととも関係しています。何よりも、自分自身と触れ合うということに関係があります。

仏教の考え方では、目が覚めているときの通常の状態の意識は、非常に制限され、また制限するものであり、多くの意味で覚醒状態というより夢の続きのようだとされています。瞑想は、このような自動操縦的で無意識的な眠りから私たちが目覚めることを手助けしてくれ、そうすることで私たちは、自らが持つ意識的、無意識的なありとあらゆる可能性を活用しながら、人生を生きることができるようになります。賢者、ヨガ行者、禅師は、この分野を何千年もかけて体系的に模索してきました。その過程の中で彼らは、現代の西洋社会において私たちが、自分も自然の大切な一部であるということを尊重せず、むしろ自然をコントロールし征服するという文化的な傾向と釣り合いを取るのに非常に有益であろう物事を学びました。賢者、ヨガ行者、禅師による経験は、私たち自身の存在としての本質、特に心の性質を、注意深く体系的な自己観察を通じて内に向かって吟味していくことで、私たちはより大きな満足、調和、知恵をもって人生を生きることができるようになるかもしれないことを示唆しています。これはまた、現在西洋の考え方や慣習で圧倒的に優勢な還元論主義的で物質主義的な見方を補完するような世界観も提供してくれます。しかしこうした見方は、特に「東洋的」であったり神秘的であったりするわけではありません。ソローも一八四六年にニューイングランドにおいて、私たちが持つ通常の心の状態について同じ問題を見いだし、それが生み出す不幸な結果に関し高い情熱をもって書いています。

マインドフルネスは、仏教瞑想の心と呼ばれています。基本的に、マインドフルネスとはシンプルな概念です。そのパワーは、実践と応用にあります。マインドフルネスとは、独特の方法で注意を払うことです。意図的に、その瞬間に、判断をせずに。このように注意を払うことにより、今のこの瞬間に存在する現実に対し、より大きな気づき、明晰さ、受容が育まれます。私たちの人生が、その一瞬、一瞬にのみ展開しているのだという事実に気づくことができます。こうした瞬間の多くに完全に存在していなければ、人生における最も重要なことを逃してしまうだけでなく、成長や変容に対して私たちが持っている豊かで深みのある可能性を自覚することもできなくなってしまうでしょう。

今の瞬間に対する気づきをきちんと持っていないと、たいていの場合に根強い恐れや不安感から突き動かされる無意識や自動的な行動、振る舞いによって、必然的に他の問題までも作り出してしまいます。こうした問題は、注意を向けないでいると時間とともに増大していき、ついには行き詰まった感じや、感覚が麻痺するのを感じるようになります。そのうちに、より満たされ、幸せで、ひょっとするとより健康的にさえもなれる方向へと自らのエネルギーを向け直す能力が自分にはないのではないかと、自信を失いかねません。

マインドフルネスは、シンプルでありながら力強い方法で、私たちを行き詰まりから解き放ち、自分の知恵や活力と再び触れ合えるように戻してくれます。マインドフルネスとは、家族とのかかわりや、仕事とのかかわり、広い世界や地球、そして最も根本的なところで、人間としての自分自身とのかかわりを含む人生の方向性や質に対し、舵取りをする一つの方法なのです。

仏教、道教、ヨガなどの根底にあり、またエマーソン、ソロー、ホイットマンのような人々の作品やネイティブ・アメリカンの英知の中にも見ることができるこの道へのカギは、今という瞬間に対する理解と、関心と洞察力をもって継続的に注意を向けることにより、この瞬間との関係を深く育てていくことです。これは、人生を当たり前のものと受け止めることとまったく逆のことです。

まだ到達していない先の瞬間ばかりを気にして、今ある瞬間を無視するという習慣は、私たちが組み込まれている生命のつながりに対しての認識が欠如している状態を蔓延させることにつながります。これには、自分自身のマインドに対する認識と理解の欠如、特にマインドが私たちの知覚や行動にどう影響するかへの認識と理解の欠如を含みます。こうしたことは、人として存在するということはどんな意味があるのか、人と人はどのようにつながっているのか、そして人は周りの世界とどのようにつながっているのか、ということに対する私たちの視点をひどく制限してしまいます。スピリチュアルな枠組みにおいて、こうした根本的な問いかけは伝統的に宗教の領域でしたが、マインドフルネスは、生きているという深い神秘を認めることや、そして生きとし生けるものすべてと生き生きとつながっていることに感謝することへの試みという、その言葉が持つもっとも根本的な意味を除いては、宗教とほとんど関係がありません。

　好き嫌いや、意見、偏見、投影、期待の犠牲になることなく、広い心で注意を払うことに専念するとき、新たな機会が開け、私たちは無意識という束縛から自らを解き放つチャンスを手にするのです。

　私は、マインドフルネスとは単に、意識的に生活する術であるととらえています。実践するために、仏教徒であったり、ヨガ行者であったりする必要はありません。実のところ、もしあなたが仏教について何かしら知っているのであれば、もっとも重要なポイントは、自分自身でいることであり、今のあなた以外の何者かになろうと努力しないことである、ということがわかるでしょう。仏教とは根本的に、自分の中にあるもっとも深遠な本質と触れ合い、それが自分の中からスムーズに外へと流れ出るようにさせることです。覚醒し、物事をそのままの状態で見ることです。実は「仏陀」という言葉は単に、自分の本質に目覚めた者、という意味なのです。

つまり、マインドフルネスはいかなる信念や伝統――宗教や、ついでにいえば科学でさえも――と対立するものではなく、あなたに対して何か、特に新しい信念体系やイデオロギーを売りつけようとするものでもありません。これは単に、自己観察、自己への問いかけ、マインドフルな行動、という体系的なプロセスを通じて、自分の存在の豊かさとより深く触れ合う実用的な方法です。そこには、冷酷で、分析的で、無感情なものは何ひとつありません。マインドフルネスの実践における全体的な主旨は、穏やかで、感謝や温かさにあふれたものです。他の言葉で表現するなら、「心がこもっている」ということです。

―――・―――

ある生徒がかつて言いました。「私が仏教徒だったころは、両親や友達を怒り狂わせていたものでした。でも私が仏陀のように悟りを得てからは、誰もまったく怒らなくなりました」。

シンプルでありながら簡単ではないもの

マインドフルネスの実践はシンプルなことではありますが、決して簡単なわけではありません。マインドフルでいるためには、私たちがマインドフルでいようとする状態に反して働く力、具体的には、習慣的な無意識や自動的な反応が非常に頑固であるというシンプルな理由から、努力と自律性が求められます。こうした習慣的な無意識や自動的な反応は非常に強く、私たちの意識をはるかに超えているため、気づきの瞬間をとらえたり、マインドフルネスを維持しようと努力するだけでも、真摯な取り組みやある程度の努力が必要となります。それでも、マインドフルでいることにより私たちは、普段は見落とし見失っている人生のさまざまな側面に触れることができるため、マインドフルネスとは、本質的に満足感を得ることのできる作業なのです。

マインドフルネスとはまた、啓発的で、心を解放してくれるような作業でもあります。啓発的であるという理由は、人生において無関心でいたり、あえて目をそらそうとしている部分をより明確に見ることができ、より深く理解できるようになるためです。これには、私たちが通常は意識の中で抱かないようにしていたり、意図的に表現しないようにしている深い感情——

苦悩、悲しみ、心の傷、怒り、恐れ——が含まれることもあります。マインドフルネスはまた、通常は一瞬のうちに消え去ってしまい気づくことのないような、喜び、平穏さ、幸福などの感情にもっと感謝できるようにさせてくれます。心を解放してくれるような作業であるという理由は、ありのままの自分でいながら、また、ありのままの世界にいながら、新しい存在の仕方に導いてくれるためであり、これにより私たちは、よく陥ってしまういつものパターンから解放されるのです。これはまた、勇気を与えてくれるものでもあります。なぜなら、このような方法で注意を払うことにより、私たちの中にある、豊かな創造性、知性、想像力、明瞭さ、決意、選択、英知へと続く道筋を開くことができるからです。

私たちは、実質的にいつでも何かを考えているということに、とりわけ気づかないでいる傾向にあります。絶え間なく次から次へと心に浮かんでくる考えのおかげで、私たちの心は静かにしている暇があまりありません。そして、常に何かしらやりながら走り回ることなくただそこに存在するためだけの、貴重な小さい空間からも、私たちは出ていってしまうのです。私たちは常に意識的に行動を取っているというより、まるで滝か流れる川のように心を走り抜ける、ごくごく普通の考えや衝動にいつも駆り立てられて行動しているのです。そして私たちは激流に巻き込まれ、その激流によって、いきたくないところや向かっているとさえ気づかないようなところへと連れていかれ、私たちの人生は沈められてしまいます。

瞑想とは、この流れから抜け出し、岸に座り、耳を傾け、そこから学び、制圧されるのではなく導いてもらうためにそのエネルギーを使うにはどうすればいいかを学ぶことです。この過程は、まるで魔法のように勝手に起こるわけではありません。エネルギーが必要です。今のこの瞬間に存在するための能力を養う努力を、私たちは「行」や「瞑想の実践」と呼んでいます。

止める

瞑想というと人は、何か特別な活動なのではないかと思うものですが、厳密にそうともいえません。瞑想とは、シンプルさそのものです。私たちは冗談でこんなことをいったりします。「何かをするのではなくて、ただ座りなさい」。とはいっても、瞑想はただ座ればいいというわけでもありません。瞑想とは、立ち止まり、その瞬間に存在するということ、それがすべてです。私たちは通常、忙しく何かをして過ごしています。あなたは自分の人生の中で、一瞬でも立ち止まることができますか？　今この瞬間にできますか？　もしそうしたら、何が起こるでしょうか？

―・―

すべての行動を止めるよい方法は、ほんの少しの間、「ただ存在するモード」にシフトすることです。自分のことを、永遠の観察者だと考えてみてください。何かを変えようとせず、ただその瞬間を見つめてみてください。何が起こっていますか？　どう感じますか？　何が聞こえますか？

止めることで面白いのは、止まったとたん、ほらご覧なさい、物事がよりシンプルになるのです。ある意味、まるであなたが死に、それでも世界が続いているようなものです。もしあなたが死んだら、あなたの責任や義務はすべて即座に消滅するでしょう。残った責任や義務は、あなたなしでもどうにか解決するでしょう。あなた特有の課題を肩代わりすることは誰にもできないのです。これまでに死んでいった人々のときと同じように、あなたの責任や義務はあなたと共に消えるかしだいに消滅していくでしょう。だからあなたは、そのことについて心配する必要はまったくないのです。

もしこれが本当であれば、今すぐにもう一本だけ電話をかける必要があると思ったとしても、その必要はないのかもしれません。今すぐに何かを読んだり、もう一つだけ用事を済ませたりという必要もないかもしれません。あなたが生きている間、急いでいるそのときにほんの少しの間だけ「意図的に死ぬこと」により、この瞬間に時間を手にするために自分を解放してあげることになるのです。今、この方法で「死ぬ」ことにより、実のところあなたはより活動的になるのです。これが、止めることによって可能になることです。そこに受け身的なものは何もありません。そしてあなたが前進しようと決めたときには、一度立ち止まったため、これまでとは違った前進となるのです。立ち止まることにより、前進がより鮮やかで、豊かで、質のよいものとなります。心配したり無力に感じたりすることすべてを正しくとらえられるようになります。私たちを導いてくれるのです。

エクササイズ

一日の中でときおり、立ち止まり、座り、そして呼吸に意識を向けてください。五分でも、五秒でもかまいません。自分が何を感じているか、そして何が起こっていると感じるかを含め、今この瞬間をすべて受け入れるよう身を委ねてください。そうしている間、何かを変えようとせず、ただ息をして手放してください。呼吸をしてそのままにしてください。この瞬間、何でもいいから変えたいという衝動を抑え、あなたの頭と心の中で、この瞬間をまさにこのままにしておくこと、そしてありのままの自分でいることを自分自身に許してあげてください。そしてあなたの準備ができたら、あなたの心が訴えてくるその方向へと、マインドフルかつ毅然と進んでください。

まさにこれがそのもの

雑誌『ニューヨーカー』の漫画より…

袈裟を着て頭を剃った、年配と若者の禅僧二人が、床に足を組んで並んで座っていました。若い僧侶がいささかいぶかしげに年寄りの僧侶を見ており、年寄りの僧侶は、振り返って次のように言っています。「次に起こることは何もない。まさにこれがそのものなのだよ」。

・

まさにそのとおりです。通常は何かをすると、その努力に値する結果を期待するのが自然です。それがたとえ喜びの感情を味わうだけであろうと、結果を得たいと思うものです。ただ、私が思い当たるたった一つの例外が、瞑想です。瞑想は根本的に、自分を改善しようだとか、何かを達成しようなどといったことを目指さず、単にあなたが今どこにいるのかを悟るだけの、意図的であり体系立てられた唯一の人間の活動です。おそらくその価値は、まさにここにあるのです。もしかしたら、私たち誰もが人生の中で、たった一つのことをそれだけに集中して行う必要があるのかもしれません。

　しかし、瞑想を「行うこと」と呼ぶことはいまひとつ正しくはないでしょう。「存在すること」といった方が、より正確に表現することができます。「まさにこれがそのもの」ということを理解することができたとき、私たちは過去と未来を手放し、今の私たち、この瞬間に目覚めることができるのです。

　これをすぐに理解できる人はなかなかいません。人は、リラックスするため、特別な状態を経験するため、よりよい人間になるため、ストレスや痛みを軽減するため、古い習慣やパターンを打ち破るため、自由になるまたは悟りに達するために瞑想をしたいと思うものです。これらすべては、瞑想を始めるのにもっともな理由ですが、それと同時に、もしあなたが瞑想をしているからといってこれらのことが起こると思ってしまったら、問題をはらむことになります。「特別な経験」をしたいだとか、進展の兆しを探すだとかに囚われてしまい、すぐに何か特別なことを感じないと、自分が選んだ道を疑い始めたり、自分が「ちゃんとできているのか」と、あれこれ考え始めてしまいます。

　学びのほとんどの領域において、この考えは妥当といえます。当然、何かを根気よく続けるためには、どれだけ進んだか遅かれ早かれ知りたいものです。しかし瞑想の場合、話は違います。瞑想の視点からすれば、すべての状態が特別な状態であり、すべての瞬間が特別な瞬間なのです。

この瞬間に何か他のことが起こってほしいという願いを手放すとき、今ここにあるものに直面するための意義深い一歩を踏み出すことになるのです。前進したいとか、何らかの形で自分を成長させたいと望むなら、今いるところから一歩踏み出すしかありません。もし今いるところ――マインドフルな意識を高めることによってわかることーーさえよくわからないのであれば、せっかくの努力や期待にもかかわらず、ぐるぐると同じところを回り続けるだけとなります。ですので、瞑想の実践において、何かを達成するために最善の方法は、何かを達成しようという思いをすべて手放してしまうことです。

エクササイズ

ときどき、自分に言い聞かせてください。「まさにこれがそのものなんだ」。これが当てはまらないものがあるか、考えてみましょう。そして、この瞬間を受け入れることとは、今起こっていることをそのまま記憶にとどめることではないことを自分に言い聞かせましょう。受け入れるということは単に、今ここで起こっていることは実際に起こっていることである、という事実を認めることです。受け入れること自体が、あなたにどうすべきか指示することはありません。次に何が起こるか、あなたがどうすることを選択するかは、この瞬間をあなたがどう理解するかによります。「まさにこれがそのものである」という深い理解をもとに、行動を起こしてみるのもいいかもしれません。これによって、あなたがどう進むか、どう反応するかが影響を受けますか？　これがあなたの人生において最高の時期、最高の瞬間であるかもしれないと、深い真実味をもって考えてみることはできますか？　もしそうであれば、それはあなたにとってどんな意味があるでしょうか？

瞬間をとらえる

瞬間をとらえるのにもっともよい方法は、注意を払うことです。これが、マインドフルネスを養う方法です。マインドフルでいるということは、目覚めているということです。自分が何をしているかをわかっているということです。しかしたとえば、自分の心がしようとしていることに集中し始めると、またすぐに意識を失い、無意識による自動操縦モードに陥ってしまうことは珍しくありません。こうした気づきの欠落は、何か違うものへの欲求や、物事が変わってほしいという願いから生まれる、その瞬間に見ているものや感じているものに対する不満により引き起こされることが多々あります。

今の瞬間から気がそれてしまうという習慣は、自分で簡単に観察することができます。ほんの少しの間でもいいので、何かに意識を集中してみてください。マインドフルネスを養うには、目を覚まし、気づいていることを続けることを何度も繰り返し自分に言い聞かせなければならないかもしれません。私たちはこれを、見ること、感じること、そこにいることを自分に思い出させることで行います。その瞬間、瞬間に自らを置き、永遠の瞬間が広がる中で意識を保ち、今ここに存在する……こんなに簡単なことなのです。

エクササイズ

今この瞬間に、自分に問いかけてみてください。「私は目覚めているか?」「私の心は今どこにあるのだろう?」。

呼吸を意識する

呼吸は、あなたをこの瞬間につなぎとめ、心がさまよい始めたら引き戻すための錨索として、意識を集中させるのに役立ちます。呼吸はこの目的を非常によく果たしてくれます。本物の「協力者」となり得るのです。意識を呼吸に向けることで、私たちは今ここにいるのだから、どうせなら、それが何であれ今起こっていることのためにしっかりと目覚めよう、と思い出すのです。

―――・―――

呼吸は、一瞬一瞬をとらえるのに役立ちます。このことを知っている人が少ないのは、驚きです。結局のところ、呼吸は私たちの鼻先に常にあるものです。ときおり、呼吸の便利さに偶然気づくこともあるかもしれません。「息をする暇もない」や「ひと息つく」のように、時間と呼吸には興味深いつながりがあることを示唆する言い回しもあります。

マインドフルネスを培うために呼吸を使うには、その感覚――身体に入ってくる呼吸と、身体から出ていく呼吸の感覚――に同調してみてください。それだけです。ただ、呼吸を感じるのです。呼吸をし、そして自分が呼吸をしているということを理解してください。ただしこれは、深呼吸をするとか無理やり呼吸をするとか、何か特別な感覚を感じようとするとか、自分はちゃんとできているかなどと心配するということではありません。また、自分の呼吸について考えてみることでもありません。単に、内に入ってきて外に出ていく呼吸を必要最小限のレベルで意識することです。

一回につき長い時間である必要はありません。現在の瞬間に自分たちを引き戻すために呼吸を使うことは、注意を向けている先が変化するだけで、時間は一切かかりません。しかしながら、一呼吸ごと、一刻ごとに存在する一瞬の気づきを一つのつながりとしてたぐりよせ、そのための、ほんの少しの時間を自分に与えることができるなら、素晴らしい冒険があなたを待ち受けていることでしょう。

エクササイズ

息を吸う際は息が体内に入ってくるまで、また息を吐き出す際には息が身体から出ていくまで、呼吸に意識を集中し、この瞬間だけ、この呼吸の間だけは心をオープンに自由に保ちましょう。何かを得ようとか何かを起こそうという考えは捨てましょう。

気が逸れてしまうたびに呼吸に意識を戻し、マインドフルでいる瞬間を呼吸ごとにつなげていきましょう。本書を読む間にもときどきやってみましょう。

練習、練習、ひたすら練習

練習することで、あきらめずに頑張り続けることができます。自分の呼吸と仲良くなるとすぐに、「無意識」がいたるところにあることがわかるでしょう。私たちの日常では、無意識が当たり前なのだということを、呼吸が教えてくれます。自分がそうしたくても、呼吸に意識を合わせることは容易にはできないということを何度も繰り返し示すことで、教えてくれます。さまざまなものが邪魔をし、気持ちをそらし、集中を妨げます。何年もの間に心の中はまるで古いバッグやガラクタが集まった屋根裏部屋のように散らかってしまっていることに、私たちは気づくのです。ただ、これは正しい方向へ向けた大きな第一歩であることを理解しましょう。

練習はリハーサルではありません

私たちは、マインドフルネスを養うことを表現するために「練習」という言葉を使いますが、これは通常使われるような、可能な限りできばえをよくしたりいい成績を残したりすることができるよう、腕を磨くために繰り返し練習するという意味ではありません。

―――・―――

マインドフルネスの練習とは、すべての瞬間において完全にそこに存在することに専念するということです。よい「できばえ」などというものはありません。そこには、その瞬間だけが存在するのです。私たちは、何かを上達させたり、何かを得ようとしているのではありません。何か特別な洞察やヴィジョンを得ようとしているわけでもありません。また、断定的な判断を下さないようにとか、落ち着こうとか、リラックスしようと力むわけでもありません。当然ながら、自意識を強くしたり自己イメージに没頭するわけでもありません。そうではなく、平穏、マインドフルネスそして落ち着きという指向を、今すぐここで、できる限り具現化するという意図をもちつつ、完全に目覚めた状態で自分自身をこの瞬間と結び合わせるだけのことです。

　当然ながら、静けさの中に存在しながら、反応したり判断することなく観察する真剣な姿勢から、継続的に実践することや適切に堅実かつ穏やかな努力をすることで、平穏とマインドフルネスそして落ち着きは自然と育ち深まっていくものです。認識と洞察、静けさと喜びの深い経験は、本当に起こるのです。ただし、これらの経験を意図的に起こすために実践していると か、これらの経験が少ないより多い方がいいということは正しくないでしょう。

　マインドフルネスの精神とは、それ自体を目的として実践することであり、その瞬間が快適なものか否か、よいか悪いか醜いかにかかわらず、起こるがままに受け入れることです。また、それが今存在するからそれに取り組むということです。こうした姿勢により、人生そのものが練習となります。そして、練習をするというより、練習があなたに取り組んでいるとか、人生そのものがあなたの瞑想の先生やガイドになるのだ、といった方が当たっているかもしれません。

実践するために無理をする必要はありません

ヘンリー・デイヴィッド・ソローのウォールデン池畔での二年間は、何をおいても、マインドフルネスにおけるソロー自身の実験でした。ソローはその瞬間の不思議さと簡潔さを心から楽しむために、自らの身を投げ出すことを選んだのです。でも、あなたはマインドフルネスを実践するために、無理をしたり、どこか特別な場所に出かけたりする必要はありません。自分の生活の中で、静かでいわゆる何もしない時間を少し作り、自分の呼吸に意識を合わせれば、それで十分です。

ウォールデン池畔のすべては、あなたの呼吸の中にあります。季節が移りゆく奇跡は呼吸の中にあるのです。あなたの親やあなたの子どもも呼吸の中にあるのです。あなたの身体も心も呼吸の中にあるのです。呼吸は身体と心をつなげ、私たちをその親や子どもとつなげ、私たちの身体を外側の世界の身体とつなげている「流れ」なのです。呼吸は生命の流れです。その流れの中には、金魚しかいません。それをはっきりと見るために私たちが必要なのはただ、気づきというレンズだけです。

目を覚ます

毎日時間を作り、正式な瞑想の実践を行うからといって、もはや考えることができなくなったり、走り回ったり物事をやり遂げることができなくなったりするということではありません。むしろ、しばらく立ち止まり、観察をし、聞き、理解するおかげで、自分が何をしているかを知ることができるようになるでしょう。

ソローはウォールデン池畔で、非常にはっきりとこのことに気づきました。彼の締めくくりのメッセージは、次のようなものでした。「私たちが目覚めたときにだけ夜は明ける」。私たちが生きているうちに人生の現実をつかむためには、私たちが過ごす一瞬一瞬に目覚めている必要があるでしょう。さもなければ、まる一日、あるいは一生さえも、気づかないうちに過去へと過ぎ去ってしまうのです。

―――・―――

目を覚ますための実践的な方法の一つとして、他の人たちを見て、自分は本当にその人たちの真実の姿を見ているのか、それとも彼らに関する自分なりの考えでしかないのか、自分に問いかけてみることです。ときに私たちの考えは、魔法のメガネのような働きをすることがあります。それをかけると、夢の子どもが見え、夢の夫、夢の妻、夢の仕事、夢の同僚、夢のパートナー、夢の友達が見えるのです。私たちは、夢の将来のために、夢の今を生きることができます。気づかないうちに、すべてを色づけしてしまい、私たちなりの解釈を加えてしまいます。夢の中にある物事は変化し、色鮮やかでリアルな幻想を見させてくれるかもしれませんが、それでも私たちがはまっているのは夢に他ならないのです。しかしそのメガネを外せば、もしかしたら、ひょっとしたら、本当にそこにあるものをもう少しだけ正確に見ることができるかもしれません。

ソローは、この「メガネを外す」ために、長い時間（彼はウォールデン池畔に二年二カ月滞在しました）ひとりで静修期間を過ごす必要を感じたのでした。「私は森の中に入っていきました。なぜなら私は、意識的に生き、人生に絶対必要な事実だけに向き合いたかったからです。そして、人生が私に教えなければならないものを学べないか確かめたかったのです。死ぬ間際になって、自分が生きてなどいなかったことに気づくことがないように」。

ソローのもっとも深い確信は次のようなものでした。「その日をより質の高いものにするということは、最高の芸術である……。私はまだ、しっかりと目覚めている人に出会ったことがない。それなのにどうしてその人の顔を直視することができようか？」。

エクササイズ

ときどき、自分に問いかけてみてください。「私は今、目覚めているか?」と。

シンプルなままで

もし瞑想を始めようと決意したなら、そのことを他の人に言ったり、なぜするのかとか、瞑想でどんな効果があったかなどを話したりする必要はありません。実際のところ、これは瞑想の実践に費やす初期のエネルギーや熱意を無駄にし、努力を妨げる最たることであり、話したからといって弾みがつくということもないでしょう。言いふらすことなく瞑想をするのが最善といえます。瞑想について、また瞑想がどれほど素晴らしいか、どれほど難しいか、最近どんな効果があったか、なかったか、などについてどうしても話がしたいとか、もしくは瞑想がどれだけその人にとって素晴らしいであろうかと他の誰かを説得したい、という強い衝動に駆られたときはいつでも、これは単なる考えだととらえ、さらなる瞑想を行ってみてください。衝動は過ぎ去り、誰にとっても――特にあなた自身にとって――よい状態になるでしょう。

波は止められないけれど波乗りならできます

瞑想とは、世界や自分の心からくるプレッシャーを遮断する方法の一つであるというのが、瞑想に対するよくある見方ですが、これは実のところ正確ではありません。瞑想とは、何かを締め出したり、遮断したりするものではありません。瞑想とは、物事を明確に見て、その物事との関係において意図的に自分自身を異なるところに置くものなのです。

———・———

私のクリニックを訪れる人は誰もが、ストレスとは人生において欠くことのできないものであることをすぐに学び取ります。確かに賢い選択をすることで今よりも悪い状況を作らないよう学ぶことができる一方で、人生には私たちがまったくもしくはほとんどコントロールできないこともたくさんあります。ストレスは人生の一部、人間としての一部であり、人間の状態そのものに内在するものです。しかしだからといって、人生の大きな力に直面する犠牲者になる必要はありません。向き合い、理解し、その意味を考え、重大な決断をし、そのエネルギーを使って強さ、知恵、思いやりを伸ばすこともできるのです。すべて瞑想実践の中核には、現実を受け止め、取り組みたいという意欲があります。

どのようにマインドフルネスが作用するのかを想像する一つの方法として、自分の心を湖や海の表面と考えることがあります。水面には常に波が立っています。ときには大きく、ときには小さく、そしてときには、ほとんど感知することすらできません。この水面の波は、まるでストレスの嵐や人生の変化が心に波を立てるように、きては通り過ぎ、さまざまな方向にさまざまな強さで吹く風によって起こります。

瞑想を理解していない人は、瞑想が、心の表面が滑らかで平和な落ち着いた状態となるように、まるで魔法のようにこれらの波を遮断する、心の内側を操る何か特別なものだと思うものです。しかし、波を抑えるためにガラスの板を水面に乗せることはできないように、人為的に心の波を押さえつけることは不可能であり、試すこと自体、あまり得策ではありません。静けさではなく、余計に緊張感や心の中の葛藤が増してしまうだけです。だからといって、静けさが手に入らないわけではありませんが、間違った誘導により心の自然な活動を抑えつけようとすることで静けさを手に入れることは不可能でしょう。

瞑想によって、心を乱すような風のほとんどから身を守ることは可能です。継続的に風を吹き込ませないことで、ほとんどの乱気流がそのうちおさまるかもしれません。しかし結局のところ、私たちが何をしようが、人生の風や心の風は吹くでしょう。瞑想は、それについて知り、それにどう向き合うかを知ることです。

マインドフルネス実践の精神は、白ひげを蓄えてローブをなびかせながらハワイのビーチで波乗りをしている七十歳くらいのヨガ行者、スワミ・サッチダーナンダのポスターに、非常によく表現されています。キャプションには、こうあります。「波を止めることはできないが、波に乗ることを学ぶことはできる」。

誰でも瞑想できますか？

私はこの質問をよく受けます。おそらく、みんなは瞑想ができるのに、自分だけができないと思い、こう質問するのでしょう。こう質問する人は、少なくとも他にも自分と同様に、生まれながらにして瞑想ができない不幸な人がいて、自分だけではないのだ、という確信が欲しいのです。でも、そんなに簡単なことではありません。

自分には瞑想ができないと考えるということは、自分には呼吸ができないとか、集中やリラックスができないと考えることに少し似ています。ほとんど誰もが、簡単に呼吸することができます。そして適切な状況においては、ほとんど誰もが集中することができ、リラックスすることができます。

多くの場合、瞑想とはリラックスすることや、到達しなければいけない、もしくは感じなければいけない特別な状況なのだとかん違いする人が多いようです。一度や二度試したけれど何も得られず、何も特別なものを感じなかったので、自分は瞑想ができない人間なのだと思ってしまうのです。

しかし、瞑想とは何か特定のことを感じるものではありません。瞑想とは、あなたが感じているとおりに感じるというものです。心を空っぽにしたり、まったく動かないようにするものではありません。もちろん、瞑想中に静寂が深くなり、体系的にそれを深めることは可能です。何よりも、瞑想とは、心がそのままでいることを許し、この瞬間、「どう」なっているのかを知ることです。どこか他の場所へ行くことではなく、あなたがすでにいるその場所で自分らしくいることを許すということなのです。これが理解できなければ、あなたは自分が瞑想ができない体質なのだと思ってしまうことでしょう。でもそうすることで余計に考えてしまいますし、さらにこの場合、瞑想に関する誤った考えをしてしまっているということになります。

もちろん、瞑想を続けるには、エネルギーや覚悟が必要です。それならば「私にはできない」と言うより、「私は続ける気がしない」と言った方が正しくはないでしょうか？　誰でも、座って呼吸に集中したり、心を観察することはできます。さらに、座っていなければいけないわけでもありません。歩きながら、立ったままで、寝転がって、片足立ちで、走りながら、もしくはお風呂に入りながら、瞑想することだってできるのです。しかし、たった五分間だけでもその状態を続けるには、意志の力が必要となります。自分の生活の一部にするには、ある程度の訓練が必要です。ですので、誰かが自分は瞑想ができないと言うとき、その人が本当に意味しているのは、そのために時間を作ることはしないだとか、実際に瞑想をしたときに起こることが好きではない、ということなのです。自分の求めているものではないとか、望んでいるものではないということです。瞑想が自分の期待に応えていないということです。おそらくこの人は、期待を手放し、ただ単に観察するという心構えでもう一度試してみるべきでしょう。

何もしないことの素晴らしさ

あなたがたとえほんの一瞬だけでも瞑想するために座ったのなら、それは、何もしないための時間です。この「何もしないこと」は、何もせずダラダラ過ごすことと同意語と思わないことが非常に重要です。これ以上違う言葉はないというほど、まったく違う意味を持っています。これは、意識と意図の問題です。実のところ、それがカギです。

表面的に見ると、「何もしないこと」には、外側の動きを何もしないことと、いわゆる努力を要さない活動、という二種類のものがあるかのように思えます。しかし結局は、これらは同じことであることに気づきます。ここで問題なのは、内なる経験です。私たちがよくいう正式な瞑想とは、その一瞬一瞬に完全に存在する以外の目的を持たず、外側の活動をすべてやめ、静寂を深めるための時間を意図的に作ることです。何もせずに。おそらく、こうした何もしない瞬間は、自分に与えることのできる最高の贈り物でしょう。

ソローは、自宅の戸口に何時間も座ったまま、太陽が空を横切り、気づかぬうちに光と影が変わる間、ただ観察し、耳を澄ましていたものでした。

エクササイズ

もしあなたが毎日瞑想を実践しているなら、その瞑想の中で、現在というその時が花開く瞬間に気づきましょう。朝早く起きたら外に出て、星、月、そして夜が明けるときには朝陽を見つめてみましょう（ゆっくりとマインドフルな注意深い観察）。空気や、冷たさ、暖かさを感じてみましょう（ゆっくりとマインドフルな注意深い感覚）。周囲の世界が眠っていることに気づいてみてください。あなたが星を見上げるとき、数百万年もの時間を振り返っているのだという事実を思い出してください。過去は、今ここで、現在になっているのです。

その後、座るか寝転がるかしてください。この時間、そしてあなたが実践するときはいつでも、すべてのことを手放し、静寂とマインドフルネスの中に存在するだけというモードに切り替え、現在が一瞬ごとに展開していく様子に注目し、何も付け足さず、何も差し引かず、「これがそのものなんだ」ということを確認する、という時間にしてください。

何もしないことの矛盾

何もしない感覚やそのことに対する純粋な喜びは理解しがたいと思うかもしれません。何かをすることや進歩することにこそ価値があると考える人も多いでしょう。余暇でさえ忙しく、うわの空の状態になります。何もしないことの喜びとは、今のこの瞬間が完璧となるために何かが起こる必要がない、ということです。今この瞬間の中にある知恵と、そこからくる静けさは、必ず何かが起こるということを知っているということにつながります。

ソローの言った「それは朝だった。見よ、今や夕方だ。記憶に残るようなことは何も達成されていない」という言葉は、野心的で成長することを重要視する人をあおっているようなものです。でも、ソローが戸口で過ごしたある朝が、静寂やこの瞬間が花開く一瞬に対する感謝もなく忙しさに忙殺された人生より、印象が薄く利点も少ないといえるでしょうか？

ソローはこのときも今も、聞く力がないと聞くことができない歌を歌っていたのです。彼は今日に至るまで、聞きたいと願う人に対し、「人為的なものよりはるかにいい」ことである、熟考の大切さや、存在することへの純粋な喜び以外の結果に囚われないことの大切さをずっと指摘してきました。この観点は、「ほっほー、私は四十年間も川沿いで水を売ってきたが、この努力は何の価値もない」と言った昔の禅師を思い出させます。

これは、矛盾ともとれます。価値があることをする唯一の方法は、何もしないという努力をしつつ、それが果たして役立つか役立たないのかといった心配を手放すことです。さもなければ、わがままや貪欲さが忍び寄り、あなたとあなたの行いとの関係や、行いそのものを歪めてしまい、ある意味バランスの悪い、先入観に囚われた、不純で、究極的には、それがよいものだったとしても完全に満足できないものとなってしまいます。優れた科学者は、こうした心の状態を知っており、それを防ごうとしています。なぜなら、これが創造的な過程を妨げ、つながりを明確に見る能力を歪めてしまうからです。

行為の中の無為

「何もしないこと」は、行動の中にも静寂の中にも生まれることがあります。何もしないことを実践している人が内に秘める静寂は、外側の動きと融合し、自然な行動になります。努力のない行動。何も無理強いはされません。意志が入り込むことはなく、結果を自分のものと主張する狭量な「私は」、「私に」、「私の」といったものもなく、しかしながらすべてはきちんと成し遂げられます。何もしないことは、どの分野の活動においても、熟練者への礎石なのです。

それを示す古典の例として、三世紀の中国の話があります。

文恵君の料理人が
雄牛をさばいていた
手を振り上げ
肩を振り下げ
足を踏み込み
膝で押した

雄牛はバラバラになった
呟くように
ギラギラ光る包丁が囁いた
まるでやさしい風のように
リズム！　タイミング！
まるで聖なる舞のように
まるで桑林のように
まるで古代の美しい調べのように！

「いい腕だ」文恵君が叫んだ
「あなたの技には非の打ちどころがない！」
「技？」料理人は言った
包丁を横に置きながら
「私がどんな技より信じているのは
道の教えです！」

「私が初めて

雄牛をさばき始めたころ
私が目にしていたのは
雄牛まるまる一体
一つの塊として見たものです。
三年後、
もはや塊として見ることはなく
それぞれ違った部位として見るようになりました」

「しかし今や私は
目で見るものは何もありません。
私の存在全体でとらえるのです。
私の感覚は動きを止め
計画なく作業をする自由な精神が
その直感に従い
自然な線、秘密の開け口、
隠れた空間に導かれながら
私の包丁が自ら場所を見つけて進むのです。

関節を裂くことも、骨を切ることもありません」

・・・

「関節には、空間があります。
刃は薄く鋭い
この薄い刃が
その空間を見つけると
そこには必要な空間が十分あります！
スイスイと切り裂くことができます！
そのため私はこの包丁を十九年間使い続けています
まるで研ぎたての刃のように！」

「もちろん、ときには
固い関節もあります。くる、というのがわかります。
ですからスピードを落とします。じっくり観察して
刃をほとんど動かさず押し止めます。

そしてバン！　その部分が外れ
まるで土の塊のように地面に落ちていきます」
「そして私は刃を抜き
静かに立ち
その作業の喜びを
かみしめます。
刃をきれいにふき取り
包丁をしまいます」

文恵君は言った
「まさにそれだ！　料理人が
自分の人生をどう生きるべきかを
私に教えてくれた！」

（荘子）

無為の実践

何もしないといっても、怠けたり受け身になったりするということではありません。まったく反対のことです。平静時であれ活動しているときであれ、何もしないでいることは、非常に勇気や気力のいることとです。また、人生の中でやらなければならないことがあるにもかかわらず、何もしないことのためにわざわざ時間を取り、根気よく続けることも簡単なことではありません。

しかし、常に何かをしなければ気がすまない人にとって、何もしないことが脅威である必要はないのです。そういった人たちは、何もしないことを実践することで、より多くのことを「こなす」ことができ、しかもよりうまくこなすことができるということに気づくかもしれません。何もしないというのは、単に、物事をそのままにしておき、それらが自然に展開するに任せるということなのです。たいへんな努力が必要ではありますが、それは一生かけて培っていく、優雅で聡明で、無理のない努力、「実行者のない行動」なのです。

努力のない活動とは、ダンスやスポーツで最高のパフォーマンスを出しているときに起こります。それが起こるとき、誰もが息を呑みます。しかしこれは、ペンキ塗りから自動車の修理、子育てに至るまで、人間の活動におけるあらゆる分野で起こり得るのです。長年の実践と経験がある状況に重なれば、新たな可能性が生まれ、技術や努力、考えを超えて実力が出たりします。その後、純粋な芸術、存在、すべてを手放すことなどの純粋な表現が、心と体が動きの中で一つになり、行動となります。スポーツでも芸術でも、素晴らしいパフォーマンスを見ていると、私たちはワクワクしますが、それは、熟練した真の技が見せてくれる魔法に私たちも参加し、一瞬だけでも高揚できるからであり、そしておそらく、私たち一人ひとりがそれぞれの方法で、自分たちの人生を生きるその中で優雅さとハーモニーの瞬間に触れることができるかもしれないからなのです。

ソローは「その日をより質の高いものにするということは、最高の芸術である」と言いました。踊ることとの芸術についてマーサ・グレアムは、次のように話しました。「重要なのは、動きの中のこの一瞬だけです。その瞬間を大切に、生きる価値のあるものにしなさい。気づかないうちにやりすごしたり、無駄にしたりしないようにしなさい」。

これ以上に真実を語ることができる瞑想の熟練者はいないでしょう。私たちはこの作業を自らに学ばせることができます。何もしないこととは、まさに一生をかけて体得するものであることを十分理解し、通常の私たちにとっては何かをするモードがあまりにも優勢で、何もしないことが皮肉にも非常に努力を要するということを常に意識するのです。

瞑想とは、「何もしないことの実践」と同意語です。物事を完璧にするためや、物事を完璧にこなすために実践するのではありません。むしろ、物事はすでに完璧であり、そのままで完璧な状態であるということを理解し悟る（自分たちにとって真実にする）ために実践するのです。これは、今この瞬間のすべてを、特別な何かを加えることなくとらえることであり、次の瞬間を生み出す潜在力の純粋さや新鮮さを感じることなのです。その後、物事をはっきりと分別し、可能な限り明確に理解し、自分たちが実際に知っている以上のことは知らないということを認識しながら、行動を起こし、態度を明確にし、いちかばちかやってみるのです。これを「流れ」と呼ぶ人もいます。一つの瞬間がよどみなく自然と次の瞬間へと流れ、マインドフルネスという川の底に抱かれ育まれていくのです。

エクササイズ

日中、すべての瞬間において、その瞬間が花開くのを感じることができるか試してみてください。普通の瞬間、迷った瞬間、難しい瞬間さえも含めて、すべての瞬間です。無理やり何かを起こそうとするのではなく、また、「こういうことが起こるべき」というあなたの考えに合わなくてもそれに抵抗せず、より多くの事柄があなたの人生で自然に起こるよう努力してみてください。荘子の料理人の精神にしたがって、何も努力せずに動いていける「空間」を感じることができるか、試してみてください。もし早朝に、何の計画も持たず、ただ存在するだけでいる時間を作ることができたら、その日残りの時間の質がどれほど変わるかに気づいてください。まず最初に自分にとって何が重要なのかを確認することで、その日一日中、マインドフルな躍動を手にし、一瞬一瞬が花開くそのときを、いつもよりもっと感じ、感謝し、反応することができるか、試してみてください。

忍耐

ある種の態度や精神的な気質は、瞑想の実践に役立ち、マインドフルネスの種が花開くための豊かな土壌となります。こうした気質を意図的に培うことで、私たちは自分自身の心の土壌を耕すこととなり、また、これらの気質が私たちの人生において明瞭さ、思いやり、正しい行動の源となるのです。

瞑想の実践に役立つこれらの内なる気質は、無理やり負わせることもできなければ、法制化することも、命令することもできません。こうした気質は、ただ培うことができるだけであり、また培うことも、あなたの内なる動機が、自身の苦しみや混乱、そしておそらく他者の苦しみや混乱も終わらせたいというところまで強くなったときに初めて可能になるのです。そしてこれは、倫理的に振る舞うというところにまで達します。しかし、「倫理的」とは、多くの社会において、間違った定義をされている概念です。

あるときラジオを聞いていたら、そこでは倫理を次のように定義していました。「法的効力のないものへの従順」。なかなか的を射ていますね。倫理とは、自分の内なる理由に拠るもので、誰かが成果を上げているからとか、自分がルールを破って捕まったら罰せられるかもしれないからという理由に拠るものではありません。あなたは、自分自身の中にいるドラム奏者が奏でるビートに合わせて行進するのです。マインドフルネスを培うために内なる土壌を耕すのと同様に、あなたが注意を向けているものを心の耳で聞くということなのです。でも、同時に倫理的な振る舞いに対ししっかりと身を入れないと、調和を保つことはできません。これはいわば、あなたの庭に生えてきた新芽すべてをヤギが食べてしまわないように守るフェンスなのです。

忍耐とは、こうした根本的な倫理的態度であると私は思います。忍耐力を培えば、マインドフルネスもほぼ自然と培われ、あなたの瞑想がしだいにより豊かになり、より円熟したものとなっていくでしょう。結局のところ、もしあなたがこの瞬間、何かを得ようとさえしなければ、忍耐力は自然と何とかなるものです。これは、物事は自然なスピードで展開していくということを思い出すということです。季節を急かすことはできません。春がきて、自然と草が育っていくのです。たいていの場合、急ぐことは何の助けにもならないばかりか、私たち自身、またはその周囲の人たちに、たいへんな苦しみを生み出すことさえあります。

心には特有の落ち着きのなさや気の短さがありますが、忍耐とは、それらに対して常に存在する選択肢です。忍耐力のなさの表面を削ってその下から出てくるのは、わずかであれ確固としたものであれ、怒りです。それは、物事が今の状態であることをよしとせず、誰か（多くの場合、自分自身）または何かを責める強いエネルギーです。とはいうものの、急がなければいけないときに急いではいけないというわけではありません。あなたがそう選んだのであれば、忍耐強く、マインドフルに、すばやく動いて急ぐことだって可能です。

忍耐という観点からいえば、物事は、その他のことが起こったからこそ起こるものです。独立して分離している物事など何もありません。絶対的で、物事の終点、責任の終着点となるような、根本的原因などありません。もし誰かが棒であなたを殴ったとしても、あなたは棒に腹を立てたり、その棒を振った腕に腹を立てたりはしないでしょう。その腕の持ち主である人物に腹を立てることでしょう。でももう少し深いところまで見てみると、自分が何をしているのか理解しておらず、その瞬間、正気を失っていたその人物に対してさえも、自分の怒りの根本的原因やその矛先を満足に見つけることはできないでしょう。責任や罰はどこにいくべきなのでしょうか？　その人物が無防備な子どもだった頃に虐待をしていたのかもしれない両親を責めるべきなのかもしれません。もしくは、思いやりの欠ける世の中を責めるべきなのかもしれません。でも、世の中って何でしょう？　あなたも、世の中の一部ではありませんか？　あなた自身だって、衝動的に怒ることはありませんか？　そしてある状況下であれば、衝動的な暴力性や殺意でさえ抱くことはないでしょうか？

ダライ・ラマは、長年にわたり中国の政策がチベット人を虐殺し、その習慣や信仰、その他チベット人が大切にしているものすべてを抹殺し、自分たちが住んでいるその土地に対する破壊行為を行っているにもかかわらず、中国人に対して怒りを示すことはありません。ダライ・

ラマはノーベル平和賞を受賞した際、懐疑的なレポーターから、中国政府に対し明らかに怒りが欠如していることに関し質問され、次のような返答をしました。「彼らは、私たちのすべてを奪いました。私の心まで奪わせてしまうべきでしょうか？」

この態度そのものが、素晴らしい平和の現れです。何が最も大切なことなのかを知っていることから生まれる内なる平穏。そしてその知恵を具現化する姿勢と行動による外なる平穏。平穏、そしてこのように非常に強大な挑発と苦しみに直面しつつも辛抱強くありたいという意志は、思いやりを心の内側から培うことによってのみ生まれるのです。そしてその思いやりとは、友人だけに限定されたものではなく、無知であるがために、そして多くの場合は悪であるがために、あなたやあなたが愛する人を苦しめる者たちにでさえも平等に向けられるものなのです。

このレベルの無私の思いやりは、仏教徒が「正念」および「正見」と呼ぶものをもとにしています。これは、自然と湧き出てくるものではありません。練習し、培っていく必要があります。怒りの感情が生まれないということでもありません。怒りを、活用し、働きかけ、抑制することにより、そのエネルギーが、私たちの中に、そしておそらくその周りの人たちの中にも、忍耐力、思いやり、調和、賢明さを育てることができるのです。

瞑想をすることで、立ち止まり、腰を下ろし、呼吸の流れに意識を向けるたびに、私たちは忍耐の質を高めていきます。そして、自分たちが手にしている瞬間に対し、よりオープンにいて、より深く触れ、より忍耐強くいる行為は、毎日の他の時間にも自然と広がっていくのです。

物事は、そのものの自然な摂理によって展開していくことを、私たちはわかっています。私たちの人生もまた、同じように自然に展開するように任せるということを思い出せばいいのです。つらいときでさえ、心配や、こういう結果になってほしいという願望に、私たちの瞬間を支配される必要はないのです。私たちは、押さなければならないときには、押すでしょう。引かなければならないときは、引くでしょう。でも、押してはいけないとき、そして引いてはいけないときがいつであるかも、私たちはわかっているのです。

忍耐には英知があることを理解し、次に起こることの大部分は、私たちの今現在の状況によって左右されるということを知りつつ、私たちはずっと、今この瞬間にバランスをもたらそうと努力します。このことを覚えておけば、瞑想の際に短気を起こしたときや、毎日の生活の中でフラストレーションを感じたとき、焦りや怒りを感じたときに役立ちます。

エクササイズ

怒りや焦りが湧き上がってきたら、それを見つめてみてください。物事は自然に展開しているのだ、という違った方向から見ることができないか、試してみてください。この方法は特に、あなたがしたいことやしなければならないことがあるのに、邪魔されたり、障害があってプレッシャーを感じているときに非常に役立ちます。難しく感

じるかもしれませんが、川の流れをその瞬間に無理やり押し出すのではなく、代わりに、注意深く耳を澄ませてみてください。それはあなたに何を語っているでしょうか？　何をするようにと語りかけてきますか？　もし何も語ってこないのであれば、ただ呼吸をして、物事を自然のままにしておき、忍耐の中に手放し、耳を澄まし続けてください。もし川があなたに何かを語ってくるのであれば、それをマインドフルに行動に移してみてください。そしていったん休止し、我慢強く待ち、再び耳を澄まして聞いてみましょう。

正式な瞑想を実践する際に、穏やかな自分の呼吸の流れに注意を向けながら、ときどき、何か他の事をしたくなったり、時間を潰したくなったり、今起こっていることを変えたいと、気がそれていくことがあるということに気づいてください。こんなときに自分を失うのではなく、我慢強く座り続けてみてください。呼吸をしながら、一瞬一瞬に何が起こっているのかを鋭く意識し、無理に動かそうとせず、物事が自然と展開するさまを観察しながら、呼吸を続け、静寂を体現し、忍耐そのものとなってください。

手放す

「手放す」というフレーズは、ニューエイジの世界にとって、この世紀を代表するといえるほどの定番表現になっています。この言葉は毎日のように使い古され、乱用されています。それでも、内面へ向かう手法として非常にパワフルなものであるため、ありふれた言葉であろうがなかろうが、検証する価値があります。手放すということの実践には、きわめて重要な学びがあるのです。

―――・―――

手放すとは、その言葉どおりの意味です。考え、物、出来事、特定の時間、見方、欲求など、いかなるものにもしがみつくのをやめることへの招待状といえるでしょう。それは、絶え間なく流れる一瞬一瞬の中に、その瞬間が展開するままに、完全に納得したうえで解き放つことへの意図的な決意です。手放すとは、欲求、好意、嫌悪に内在する粘性によってあなたがその物事に対し感じる魅力や拒絶に囚われることなく、物事がそのままであることを受け入れることから生まれる、より力強く健全なものと引き換えに、強制すること、抵抗すること、もがくことをやめるということです。これはまるで、長い間つかまっていた何かを手放すために、手のひらを開くことに似ています。

でも、私たちをとらえるのは、外側の出来事に関する執着心だけではありません。また、私たちが手でつかまっているものだけとも限りません。私たちは、心でもしがみつくことがあります。狭いものの見方、利己的な希望や願いにつかまることで（多くの場合、必死につかまっています）、自分自身に囚われ、自分自身につまずいているのです。手放すとは本来、自分自身が抱く好意や嫌悪から生まれる強烈な引力や、無意識の囚われに対して、意図的に透明になるということです。透明になるには、恐れや不安を完全な意識の中にのぼらせることが必要です。

手放すことは、私たちがどれだけ身動きが取れない状況になる可能性があるかという現実を認識し受け入れること、そして私たちが無意識のうちに観察者と被観察者の間に滑り込ませた、視界にフィルターをかけて色づけながら捻じ曲がった形を作るレンズの存在を認識することからのみ、可能になります。自分たちの利益を求めるあまりに、執着したり、非難することや拒絶することに囚われたとき、それに気づき認識することができればなおさら、私たちはこのような厄介な瞬間に心を開くことができるのです。

静寂、洞察そして英知は、私たちがいかなるものも求めず、執着せず、拒絶することなく、この瞬間に完璧でいる状態に落ち着くことができるときにのみ、湧き出てきます。この主張は検証することができます。楽しむつもりでやってみてください。心の一部では本当にしがみつきたいと思っているときにあえて手を放すことで、しがみつくよりも深い満足を得られないか、自分で体験してみてください。

評価しないこと

　瞑想をしていると、私たちの心は常にどこかで、自分の経験を評価し、他の経験と比較し、たいてい恐怖心から作り出した期待や標準に照らし合わせていることにすぐに気づくでしょう。自分はダメだとか、悪いことが起こるんじゃないかとか、よいことは続かないとか、他人に傷つけられるんじゃないかとか、思い通りにならないだろうとか、ちゃんとわかっているのは自分だけだとか、自分だけが何も知らないとか、そういった恐れです。私たちは、色つきメガネで物事を見てしまう傾向にあります。ある物事が、自分にとってよいとか悪いとか、または自分の信念や哲学に合致するか否かとか、そういったことを映し出すメガネです。もし自分にとってよいことであれば気に入りますし、悪いことであれば、嫌いだと判断します。どちらでもない場合、それに対してどちらの感情も持たないので、そのことに気づくことさえほとんどありません。

　静けさの中に存在していると、批評する心がまるで霧笛のように聞こえてくるものです。膝が痛くて嫌だ……退屈だ……静まり返ったこの感じが好きだ。昨日はいい瞑想をしたけど、今日の瞑想はうまくいかないな。なんか効果ないぞ。私にはできないよ。私はダメなやつなんだ、それだけのこと。こうした考えが心を占め、心を沈めてしまいます。まるで、石がたくさん詰まったスーツケースを頭の上に乗せているようなものです。そんなスーツケースは、下ろしてしまうと気分がよくなります。評価することをいったん完全にやめて、代わりに、それぞれの瞬間を「よい」または「悪い」で評価しようとせず、そのままで受け入れると、どんなふうに感じるか想像してみてください。これこそが、本当の静寂であり、本当の解放です。

瞑想とは、心に浮かんでくることがどんなことであろうと批判しない態度を培うことなのです。これをしないのであれば、瞑想を実践しているとはいえません。かといって、批評することがなくなるかといえば、そうではありません。もちろん、批評することもあるでしょう。なぜなら、比較し、批判し、評価することは、マインドの本質そのものなのですから。それが起こったとき、止めようとか無視しようとすることはありません。それ以上の考えが起こってくるのを止めようと試みるだけです。

私たちが瞑想のときに取る方策は、評価することは避けられないことであり、必然的に経験についての考えを制限してしまうものであるということを理解しつつ、心や身体に浮かんできたものが何であれ、それを見て、非難したり追いかけることなくただ認識することです。私たちが瞑想に対して興味を持っているのは、それが吸い込む呼吸、吐き出す呼吸、感覚または感触、音、衝動、考え、知覚、批評であれ、そうした経験そのものと直接的に触れ合うことです。そして私たちは、批評すること自体を批評すること、またはいくつかの批評を善、その他を悪と分類することに囚われる可能性に対して、注意深くあり続けます。

考えが、あらゆる経験を鮮やかに色づけしてくれる一方で、たいていの場合、考えは完全に正確なものだというわけではありません。多くの場合において考えとは、限られた知識に基づき、主に過去の条件づけによって影響された、無知で個人的な意見、反応、偏見にすぎません。同様に、考えとはこのようなものだと認識されなければ、私たちが今この瞬間にはっきりと物事を見ることを考えが邪魔をする可能性もあるのです。私たちは、自分が見ているもの、感じているものを理解していると思い込んだり、目にするものすべてに対し即座に批評を投影することに忙殺されます。この凝り固まったパターンを理解し、それが起こっているところを観察することが、批評のない大きな受容や感受性へとつながります。

評価をしないという姿勢は、もちろん社会の中で責任ある行動や振る舞いをするにはどうすればいいのかへの理解をやめるとか、誰がどんなことをしてもいいとかいうものではありません。そうではなく単に、私たちが無意識のレベルで好き嫌いに絶え間なくどっぷりと漬かっており、そのせいで私たちは、世の中や私たちが持つ根本的な純粋さから切り離されてしまうということをわかっていれば、私たちは自身の人生において、より大きな明確さをもって行動できるとか、私たちの行動においてよりバランスの取れた、効果的な、倫理にかなった状態でいることができるということです。好き嫌いを判断している心の状態は、人生のあらゆる場面において、中毒性のある行動を無意識のうちに私たちにさせながら、私たちの生活の中に居座ってしまうことさえあります。もし私たちが、求めるものや結果への心の絶え間ない欲求や追求の中に貪欲さや強い欲求の種を、そして嫌いな物を避けるための拒絶や策略の中に強い嫌悪や憎しみの種を、いかにわずかであれそれぞれ認識し特定することができれば、一瞬立ち止まり、そのような動きは自分たちの心の中に、ある程度は常にあるということを思い出すことができます。こうしたものが、慢性的でウィルスのような毒性を持っており、物事をありのままの状態で見ることや私たちの本来の可能性を発揮することを妨げてしまうといっても過言ではないのです。

信頼

信頼とは、物事が、秩序と一貫性を有した確かな枠組みの中で展開しているということに、自信もしくは確信を抱いているということです。私たちは、自分や他の人に何が起こっているのか、または特定の状況においてどんなことが発生しているのか、常にわかっているわけではないかもしれませんが、それでも、自分または他の人を信じれば、またはプロセスや理想を信頼すれば、その信頼の中に、安心感、バランス、透明性を含んだ力強い安定要素を見つけることができます。その信頼は、純粋さまたは直感により私たちを導いてくれ、害悪や自滅から守ってくれます。

信頼の感覚を培うことは、マインドフルネスの実践において重要なこととなります。もし、観察し、心を開くこと、注意深くいること、経験を省みること、観察や関心を寄せることから成長し学ぶこと、深く何かを理解することなどの自分の能力を信頼しなければ、こうした能力

をさらに深めるよう励むことはほとんど不可能で、こうした能力は枯れるか休止状態となってしまいます。

マインドフルネスの実践は、信頼する心を育てることでもあります。自分自身の何を信頼しているのかを深く観察してみることから始めましょう。自分の一体何を信頼することができるのかが即座にわからないのであれば、おそらく、静寂の中、そしてシンプルに存在する中、自分の内側のもう少し深い部分を見て、もう少し長くそこにとどまってみる必要があるでしょう。もし長い時間をかけても自分が何をしているのかよくわからないとか、自分の人生に起こっている出来事が特に好きでもないという場合、もしかしたら、もっと注意を払い、自分の心と触れ合い、自分の選択肢やそこから生まれる結果を観察するべきときがきたのかもしれません。

もしかしたら、自分がこの瞬間に感じていること、または見ていることを受け入れ、この瞬間を信頼してみるのもいいかもしれません。なぜなら、それが今、ここに存在していることなのですから。ここで態度を明確にして、今現在の全本質の中に身を委ねることができれば、まさにこの瞬間は信じるに値することがわかるかもしれません。このようなことを何度も何度も試してみれば、私たちのどこか奥底には、大いに健康的で信頼できる核が存在し、私たちの直感は、この瞬間の現実性が奏でる深い響きのように信頼に値するのだという、新しい感覚が芽生えるかもしれません。

寛容さ

寛容さもまた、忍耐、手放すこと、評価しないこと、信頼などと同様に、マインドフルネスの実践に対してしっかりとした土台を築きます。深い自己観察や自己探求、そして与えることを実践する手段として、寛容さの育成を使って試してみるのもいいかもしれません。まずは自分自身に対して始めてみるとよいでしょう。本当にうれしい贈り物を自分に対して与えることができるか試してみましょう。たとえば、自己を受け入れることや、毎日の中で何の目的も持たない時間を持つことなどがあります。こうした贈り物を、何の義務も伴わずに、自分自身そして宇宙から単に受け取るだけの価値が自分には十分あるのだ、という感覚を練習してみてください。

――・――

自分の中にある、他のどんな大切なものよりも豊かな芯に触れることができるか試してみてください。その芯のエネルギーをあなたの身体全体、そしてその先へと外に向かって放出させせてください。このエネルギーを、見返りを考えず、自分自身そして他の人たちに向けて与えるよう試してみてください。最初は少しずつ。自分が思っているよりも自分は豊かであると信じ、自分でできると思う以上のエネルギーを与えてみましょう。この豊かさを祝福しましょう。まるであなたにはつきることのない豊かさがあるかのように与えましょう。これは、「Kingly Giving（王のような恵与）」と呼ばれています。もちろん、物質的な豊かさを他者と共有することは、素晴らしいほどの成長を促し、励みになり、そして本当に助けになることではありますが、お金や物質的な所有物だけの話をしているわけではありません。ここで示唆しているのはむしろ、あなた自身、あなたの最善部分、熱意、バイタリティ、精神、信頼、オープンさ、何にもまして、あなたの存在自体を存分に分け与えることを実践するということです。あなたの存在を、自分自身、家族、世界のみんなと共有しましょう。

エクササイズ

与えたいという衝動に対する抵抗や、将来への不安、たくさん与えすぎているのではないかという疑い、または「十分」感謝されないのではないかとか、この努力のせいでくたくたになるのではないかという考え、またはこんなことをしても何にもならないという考え、自分の分だって足りないのにという考えがあることに気づいてください。これらがまったく真実ではなく、単に惰性、萎縮、恐れからくる自己防衛の形であるという可能性を考えてみてください。こうした考えや感情は、自己愛を取り囲むギザギザの縁であり、これが世界に摩擦を起こし、しばしば自分や他人の間に痛みや距離、孤独、縮小を引き起こします。与えるという行為は、このように粗い面にやすりをかけ、私たちが内なる豊かさによってマインドフルになることを手助けしてくれます。寛容さのマインドフルネスを実践し、与え、自分や他人に対するその効果を観察することで、私たちは自分を変革し、浄化し、より拡大した自分の姿を見つけることができます。

何かを与えられるほど自分には十分なエネルギーや熱意がないとか、すでに打ちのめされているとか貧しい気がするなどといって抗議するかもしれません。または、自分はいつも与え続けるばかりで、他人からはそれが当然だと思われ感謝されないどころか、気づかれてもいないと感じたり、痛みや恐れを隠したり他人から好かれたり頼ってもらうために与えていると感じるかもしれません。このような難しいパターンや人間関係そのものが、注意深く観察してみることや吟味してみることの必要性を物語っています。心を伴わずに与えることは、決して健康的でもなければ、寛容でもありません。与える際の自分の動機を理解し、ある種の施しは寛容さの現れではなく、むしろ恐れや自信のなさの現れであるということを知ることが大切です。

寛容さをマインドフルに育てるにあたり、すべてを与えてしまう必要はありませんし、何かを与える必要もないのです。何よりも、寛容さは内なる恵与であり、感情の状態であり、自分の存在を世界と共有したいという思いの現れです。もっとも重要なことは、自分の直感を信じ尊びつつ、それと同時に、実験の一環としてギリギリのところを歩いて危険を冒してみるということです。もしかしたら、与える量を減らす必要があるかもしれませんし、搾取や不健全な動機、衝動について自分の直感を信じる必要があるかもしれません。または、与える必要はあるものの、違った形で、または違う人たちに与える必要があるのかもしれません。もしかしたら、最初は誰よりもまず自分自身に与える必要があるかもしれません。その後、お返しに何かを得るという考えを意識的に手放しながら、自分ができると思うよりもほんの少しだけ多い量を他人に与えてみるのもいいでしょう。

与えることを始めてみましょう。誰かにおねだりされるのを待っていないでください。何が起こるか——特に、自分自身に何が起こるか、観察してみましょう。自分自身や、自分の人間関係について、より明確にわかるかもしれませんし、より多くのエネルギーが得られるかもしれません。自分のエネルギーや資源を使い果たすのではなく、むしろ補充されることに気づくかもしれません。それがマインドフルのパワーであり、無私無欲の寛容さです。もっとも深いところでは、与える人もいなければ、与えるものもなく、受け取る人もいないのです。ただ、宇宙の采配があるだけです。

弱くあるには強くなくてはいけません

もしあなたが意志の強いしっかりした人なら、不足とか不安とか傷つくといった感覚に対してまったくへこたれないという印象を他人に与えているかもしれません。これは非常に孤独なことであり、究極的には、自分自身や他者に対して、深い痛みを与える可能性もあります。周りの人たちは、その印象をそのまま受け取り、まるでジブラルタルの岩山のように強くて揺るがない人という人格をあなたに投影し、その印象をさらに広めようとするでしょう。そしてあなたは、本当の感情を抱くことができなくなってしまうのです。実のところ、イメージやオーラによって惑わされたシールドの陰で、あまりにも簡単に自分の本当の感情との触れ合いを失ってしまうものなのです。こうした隔たりは、核家族の父親や、比較的権力を持つ立場にある人なら誰にもよく起こります。

瞑想の実践で自分が強くなると考える人にも、似たようなジレンマが起こります。自分がすべてをうまくこなし、感情に惑わされることなく何でも対処できるほど賢い、最高に強くて正しい瞑想家であると信じ、その役割を演じ始めるのです。その過程で、あなたは自分でも知らぬ間に自分の成長を巧みに止めてしまうこともあります。私たちは誰もが、感情的な生活を送っています。しかし命がけで、そこから自分を遮断してしまうのです。

ですから、瞑想の経験をもとに、無敵な自分、強い自分、または特別な知識や知恵を持つ自分というイメージを作り始めていることに気づいたり、瞑想の実践で前進しているんじゃないかなどと考え、自分を売り込んだり誇張して瞑想について多く語り始めたりしていることに気づいたら、その考え方をマインドフルネスに見るようにし、自身の弱さや心に抱く悲しみ、または何らかの恐れから自分が逃げようとしているのではないか、と自問してみましょう。もしあなたが本当に強いのであれば、そのことを自分や他人に対して強調する必要などそんなにありません。まったく違う方法で、あなたが一番見たくないと恐れているところに意識を集中した方がいいでしょう。これは、感情を抱くことや泣くこと、すべてに対して意見を持つ必要がないこと、他人から無敵とか冷酷だと思われる必要がないことなどを自分に許し、その代わり、自分の感情に触れ、感情について適切にオープンでいることで可能になります。一見弱さに見えるものが、実はあなたの強さなのです。そして一見強さに見えるものは通常弱さであり、恐れを隠そうとしている努力だったりするのです。他人や自分にとってどれだけ真実味があろうとも、演技やうわべだけのことなのです。

エクササイズ

障害に出会ったときに、自分がどのような厳しい態度を取るのかに気づきましょう。厳しい態度を取る衝動に駆られたときにやさしく、与えるのをやめたい衝動に駆られたときに寛容に、心を閉じて感情を隠したい衝動に駆られたときにオープンにいるように試してみましょう。苦悩や悲しみがあれば、そのままにしてみましょう。何であれ自分が抱いている感情をそのまま感じることを自分に許してあげてください。泣くことや傷ついていることに対して自分がどんなラベルづけをしているのか、気づいてみましょう。そのラベルを手放しましょう。こうした感情が、自分の経験を完全に表現するにはどれも事足りないということがわかるまで、「アップ」「ダウン」や「善い」「悪い」、「弱い」「強い」の波に乗りながら一刻一刻の気づきを深めている間中、自分が感じていることをただ感じてみましょう。その経験と共にありましょう。今この瞬間に存在し、目を覚まし、あなたのもっとも深いところにある強さを信じましょう。

自発的なシンプルさ

この一瞬の時間に、あれもこれも詰め込みたい衝動に駆られることがよくあります。この電話だけ。次の目的地に行く途中にここに寄っていくだけ。それが行く先と逆の方向だったとしても気にしません。

―――・―――

私は、この衝動を認識し、信じないことを学びました。衝動に対してノーと言うための努力をしています。この衝動のせいで、シリアルの箱に目を釘づけにしながら、これまで百回も読んだシリアルの栄養価表やシリアルメーカーによる素晴らしい懸賞の情報を再び読みながら、朝食を食べたりしていたことでしょう。この衝動は、餌があればそれが何であろうがおかまいなしです。新聞なんてまだマシな方で、通販カタログ、その他身の回りにある物など、何でもありです。この衝動は、時間を埋めるために物をあさり、私の心と共謀して、ぼんやりした無感覚の中に私を追いこんで、それでお腹いっぱい、食べすぎ、という程にさせてしまって、おかげで私は朝食を食べ損ねてしまうのです。それぞれの一日を始める前にみんなが顔を合わせる時間なのに、私はひとを相手にできる状態ではなくなり、テーブルの上に踊る光の揺らぎや、部屋の香り、口論や議論を含むその瞬間のエネルギーを見すごしてしまいます。私は、このような衝動に抵抗し深いレベルで成長への糧が生まれるようにするために、自発的なシンプルさを実践したいと思っています。これは、意図的に一度に一つのことだけを行い、必ず自分はそのためにここにいるのだということを意識することです。試す機会は何度もあります。たとえば、犬を散歩に連れていくとき、またはしばらく犬と一緒に過ごすときには、私は犬に意識を集中して犬と一緒に時間を過ごすのです。自発的なシンプルさとは、一日のうちにより多い場所ではなくより少ない場所に行き、よりじっくり見るためにより少ないものを見て、よりじっくり物事に取り組むためにより少ない物事に取り組み、より多くを持つためにより少ないものを手に入れる、ということです。すべてはつながっているのです。衝動が手招きするたびにウォールデン池畔かどこかの木のそばに二年ほど座り、草が育ち季節が変わる音に耳を澄ませる、という選択肢は、小さな子どもを持つ父親であり、夫で働き手、両親もいて、仕事を非常に大切にしている人間である私にはありません。しかし、家族としての生活や仕事の整然とした混沌の中、複雑な中で、要求や責任、フラストレーションや卓越した才能の中で、小さな方法でシンプルさを選ぶ機会はいくらでもあるのです。

自発的なシンプルさにおいては、すべてのスピードを落とすということは大切な部分になります。私の心と身体に、電話に出たりせず娘と一緒にいろ、と言い聞かせ、その瞬間に「電話をかけなければいけない」誰かに電話をするという内なる衝動に反応せず、衝動で新しい物を手に入れないことを選択し、また雑誌やテレビ、映画の魅力にすぐさま自動的に反応しないようにすることはすべて、人生をほんの少しだけシンプルにするための方法なのです。他には、ただ何もせずに座っているとか、本を読む、一人でまたは子どもや妻と一緒に散歩に行く、薪の山を積み直す、月を見上げる、木の下で顔に触れる空気を感じる、早く床に就く、などの方法があります。

私は、自分の人生をシンプルな状態で保つために、ノーと言うことを実践していますが、それでもまだ十分言えていないと思っています。これは非常に努力を要する独特な鍛錬ですが、その努力に十分値するものでもあります。しかし同時に、とても油断できないものでもあります。人には、反応せざるを得ないニーズや物事があるのです。この世の中でシンプルさに身を捧げるということは、繊細な綱渡りのようなものです。常に再調整、さらなる探究や注意が必要です。しかし、自発的なシンプルさという考え方のおかげで、何が大切なのかということや、心と身体と世界（そこではすべてがつながり、すべての選択肢がずっと先のことにまでかかわってきます）のあり方に対して、マインドフルでい続けることができるのです。それをコントロールすることなどできません。それでも、可能な限りシンプルを選ぶことで、なかなか手に入りにくいもっとも深い自由という要素や、より少ないことが実はより多いということを発見できる多くの機会が人生にもたらされます。

集中力

集中力とは、マインドフルネスの実践において土台となるものです。あなたのマインドフルネスは、あなたの心が平穏で安定している際には、しっかりと安定することができます。平穏なくしては、マインドフルネスの鏡は激しく動き波立った表面になってしまい、物事を正確に映し出すことはできないでしょう。

集中力を高めることは、マインドフルネスと一緒にも、または別々にも練習することができます。集中力とは、観察対象となる一つの物事に対し揺らぐことのない注意を持ち続ける心の能力であると考えることができます。たとえば呼吸のような一つのことに意識を向け、焦点をそれだけに限定することで養うことができます。サンスクリット語で集中力は、「サマディー(samadhi)」といい、「一点集中」を意味します。サマディーは、集中力がさまよい始めるたびに意識を呼吸に戻すことにより、培われ深められます。厳格に集中するスタイルの瞑想を実践する際、私たちは心がさ迷いだしたときにそれがどこへ行ったのかと考えたり、変化した呼吸の質を探究することを意図的に控えます。私たちのエネルギーは、この呼吸が入り、この呼吸が出ていくことを経験すること、または意識を集中させるその他の対象物に対してだけに向けられます。もっと練習を積んでいけば、意識を呼吸に集中させておくことがどんどん上手になり、他の何かに意識がいきそうになるときに早い段階でその衝動に気づき、意識がそちらへ引き寄せられる前に抵抗し呼吸に集中し続けるか、意識が動いてしまってもすぐに呼吸に戻ることができるようになります。

平穏さは、並外れた安定性を持った徹底的な集中力の練習により身につけることができます。平穏さとは、何があろうと確固としており、深遠で、ゆさぶりをかけることが非常に難しいものです。定期的に長い時間をかけてサマディーを培っていくことができることは、自分自身に対する素晴らしい贈り物です。平穏さは、ソローのように、この目的のために世界から引きこもり、長い静かな瞑想を行うことで、もっとも簡単に達成できます。

一点に集中する練習によって実現できる安定さと平穏さは、マインドフルネスを培うための礎となります。ある程度のサマディーがなければ、マインドフルネスはたいして強くはならないでしょう。何かによって注意力が散漫になったり、自分自身の心によって動揺を起こすことなく物事を見続けることができて初めて、何かをじっくりと見つめることができるのです。集中力が高ければ高いほど、マインドフルネスへの可能性も高くなります。

深いサマディーの経験は素晴らしいものです。一点に集中して呼吸に意識を向けると、その他のもの——考え、感情、外側の世界など——はすべて剥離されていきます。サマディーとは、静けさや邪魔されない穏やかさの中に没頭するということです。この静けさの味わいは、魅力的で夢中にさせられるものでさえあります。人は、こうした穏やかさや、没頭している状態や至福の状態が持つシンプルさを自然と探し求めているのです。

しかし集中力の実践は、いかにそれが強く満足のいくものであろうと、それを補完しさらに深めるためのマインドフルネスがなければ不完全なものとなります。集中力だけでは、世間からの引きこもりと似たような状態です。それを特徴づけるエネルギーは、開かれている状態というよりむしろ閉ざされ、利用できる状態というより忙殺された状態にあり、完全に目覚めた状態というよりトランス状態にあるのです。欠けているのは、人間が経験するあらゆる現象への好奇心、探求、研究、オープンさ、対応できること、かかわり、といったエネルギーなのです。これがマインドフルネスの実践の領域であり、一点集中や心の平穏さや安定をこの瞬間にもたらす能力は、さまざまな人生経験がお互いどうつながっているのかを深く見つめ理解することに役立つのです。

集中力は高い値打ちのあるものではありますが、同時に、もしこの内なる経験の心地よさに魅了され、不快で不満に満ちた世界から逃れる手段として見るようになってしまうと、非常に限定的なものとなってしまう可能性もあります。あなたは、静けさや平穏さなどの落ち着きを求め、日々の乱雑さを避けてしまう誘惑に駆られるかもしれません。これはもちろん、静けさへの執着であり、他の強い執着と同様に、妄想へとつながっていくものです。それは成長を阻み、知恵の体得の邪魔をしてしまいます。

ヴィジョン

　あなたがなぜ瞑想を実践するのか、あなたの人生における瞑想の価値は何であるのか、他の無益とも思える努力ではなく瞑想を選ぶのはなぜなのか、ということについて、ある程度の見解がなければ毎日瞑想の実践に専心することは実際のところ不可能であり、いずれにしても無意味なことです。昔ながらの社会では、このヴィジョンは文化により与えられ強化されていました。もしあなたが仏教徒なら、あなたが瞑想を実践する理由は、明瞭、慈悲、悟りの境地への道、そして苦しみを根絶させる知恵へと導く道として、あなたの文化全体が瞑想に価値を置いているからかもしれません。しかし西洋で主流な文化においては、このような規律や不変性への個人的な選択、特にこのように何もしない努力、エネルギーでありながら目に見えない「産物」という、普通とは少し違うものを選ぶことは、ほとんど理解を得られないでしょう。さらにいえば、もっと平静で、もっと明晰で、もっと心の優しい、よりよい人になるという、私たちが抱く表面的または空想的な考えは、人生や心、身体の混乱に直面すると、または寒くて暗い朝に早起きして一人で座りその瞬間に身を置くということを考えただけでも、長続きしないのです。もう少し眠りたいからとか暖かいベッドの中にいたいからと、あまりにも簡単に先延ばししたり、ちっぽけなことと か二の次だと見なしたりしてしまいます。

　瞑想をあなたの人生に長期的にきちんと取り入れようとするならば、本当にあなた自身のものであるヴィジョンが必要になるでしょう。それは、深く頑強で、あなたが思う自分らしさや、あなたが自分の人生で大切にしていること、自分が向かっている方向という、核心に近いものです。毎日瞑想を実践する意志や、起こっていることすべてにマインドフルネスを注ぐ意志、知覚したことすべてに心を開く意志、そして何に執着し、何を手放し、成長がなされるべきところはどこかを知る意志を持ち、前述したような活発なヴィジョンの強さとそこから湧き出るやる気が、あなたをこの道に長く留めることができるのです。

　瞑想の実践は、空想的なものではありません。私たちが成長しなければならない部分とは通常、私たちが最も防御し、その存在さえも認めたくない部分で、無防備にチラッと見るだけで、それを変えようと行動することなどしたくないのです。自分が瞑想家だという非現実的な考えを持つとか、瞑想が他の人によかったから、東洋の知識は深遠そうだから、瞑想する習慣があるから、という理由で瞑想が自分にもよいだろうという意見を持つだけでは、瞑想を持続するには十分ではないのです。私たちがここで話しているヴィジョンとは、毎日再認識され、常に意識される必要があります。なぜなら、マインドフルネスそれ自体が、目的や意図に対してこのレベルの気づきを必要とするからです。そうでなければ、ベッドの中で寝続けることと変わりありません。

瞑想の実践そのものは、あなたのヴィジョンを毎日具現化したものになる必要があり、あなたが最も深く価値を置いているものを含んでいる必要があります。だからと言って、平静でいられないときに平静を装ったり、怒りを感じているときに優しくしようとするなど、あなた自身を変えたり違う状態になろうと努力することではありません。むしろ、あなたにとって何が一番大切なのかを心に留めておくことで、特定の瞬間に対する熱や反応によってそれが失われたり裏切られたりすることがないようにすることです。もしマインドフルネスがあなたにとって非常に重要なのであれば、すべての瞬間が、それを実践するチャンスなのです。

たとえば、あなたが一日を過ごすうち、どこかのタイミングで怒りの感情が芽生えたとします。もしあなたが怒ってその怒りを表現したいと感じたら、それと同時に、一瞬一瞬で、その表現とその結果を観察している自分に気づくでしょう。そしてそのとき、その強い感情を生んだ原因だけでなく、自分の身振り手振りや態度、声の調子、言葉遣い、口論の仕方、他人に与える印象などとして怒りが表現される方法、そして心身の状態としての怒りの正当性に気づくかもしれません。怒りを意識的に表現することについては多くのことがいわれており、医学的・心理学的にも、怒りを内在化させるという意味での怒りの抑圧は、それが習慣的になればとりわけ不健康なことです。しかし、それがどんなに「正当」であろうとも、怒りを止められない勢いで習慣的そして反応的に爆発させることもまた不健康なことです。怒りが心を曇らせるのを感じることができるでしょう。たとえ怒りの目的が間違ったことを正したり、重要なことを起こしたりすることだったとしても、怒りは攻撃や暴力の感覚を増殖させるため、あなたが正しかろうがそうでなかろうが、本質的にあるがままのものを歪めてしまうのです。このことは、ときに自制心が効かなくなったときでさえも感じることができます。マインドフルネスは、怒りがあなたや周りの人に対して持つ有毒性に気づかせてくれます。私はいつも、怒りでは何かが十分ではないと気づくことで怒りを鎮めます。たとえそれが客観的に見て、その状況において私が優位な立場にいるとしてもです。怒りが本質的に持つ有毒性は、触れるものすべてを汚します。もし自己陶酔や独善の火や煙を出すことなく、怒りのエネルギーを力強さや知恵に変化させることが可能であれば、そのパワーは増大し、怒りの対象や怒りの源を変換させる能力もまた、増大するのです。

ですから、（あなたもしくは他の誰かの）怒りが起こりピークを迎えるその瞬間に、感情の高まりのさ中であなたが忘れている、より大きくより根本的な何かがそこにあるということを理解し、怒りの意味合いを意図的に広げることを実践すれば、怒りの火の中にくっついたり、投影されたりしていない内なる気づきに触れることができます。気づきが怒りを見つけます。気づきは怒りの深さをわかっています。そして気づきは怒りよりも大きいのです。ですから、気づきはまるで鍋が食べ物をそこに入れるように、怒りをその中に収めることができます。気づきの鍋は、怒りを静め、たとえそうしようとは思っていなかったとしても有益な効果より有害な影響の方をより多く作り出しているということを、私たちが理解するのを手助けしてくれます。気づきはこのようにして、私たちが効果的に怒りの感情を使えるよう、そして自動的な反応から意識的な応答へと変換する際に、その先に完全に進むことができるよう、怒りを料理し、怒りを消化するのを手助けしてくれるのです。この選択肢やその他の選択肢は、全体の状況が示す方向性に注意深くなることから生まれます。

ヴィジョンは私たちが価値を置くところや、私たちが人生においてもっとも重要だと見なすものの青写真に関連しています。さらにそれは、人生の掟とも関連しています。あなたがもし愛を信じていれば、それを明示的に表現しますか、それとも単にそれについてたくさん語りますか？　もしあなたが慈悲、傷つけないこと、優しさ、知識、寛容、平穏、孤独、無為、公平性、明確性を信じているなら、こうしたものを毎日の生活で表現していますか？　これが、あなたの瞑想が単なる習慣や信条という力だけに動かされるただの機械的な訓練に陥らないよう、活気あるものであり続けるために必要な意図性のレベルなのです。

エクササイズ

なぜ瞑想をするのか、またはなぜ瞑想したいと思うのか、自分自身に問いかけてみましょう。最初に得られた答えを信じてはいけません。浮かんできたことをすべてリストにして書き記してみましょう。自問し続けてみましょう。また、あなたが価値を置くものや、人生においてもっとも称賛するものについて問いかけてみましょう。あなたにとって本当に大切なものは何か、リストアップしてみましょう。自分に聞いてみましょう。私のヴィジョンは何か？　自分が今いる場所、向かっている場所への地図は？　このヴィジョンは私にとって本当の価値や意図を反映しているのだろうか？　これらを表現することを私はちゃんと思い出しているだろうか？　私は自分の意図を実践しているだろうか？　仕事、家庭、人間関係、自分自身に対して、私はどれだけ「今」に存在しているだろうか？　私はどうなりたいのだろうか？　自分のヴィジョンや自分が価値を置いているものを私はどう生きるだろうか？　自分や他人の苦悩に対し、私はどうかかわっているだろうか？

瞑想が完全な人間を育てます

瞑想は古代インド文化で大きな発展を遂げたとされているものの、仏陀が使用していた言語であるパーリ語には、私たちの言語でいうところの「瞑想」に相当する言葉は一つもないそうです。頻繁に使用されている言葉は「バーヴァナ（bhavana）」です。バーヴァナは「精神的な鍛錬を通じた成長」という意味です。私には、瞑想が本当に人間の成長そのものであると思えます。瞑想とは、歯が生え、大人サイズの身体になり、世間で働き、物事を起こそうとし、家族を養い、多少の負債を負い、そして自分自身もいつか歳を取り死ぬのだということを悟るという、自然な成長の延長上にあります。さまざまな場面において、あなたはほとんど強制的に座らされ、自分の人生を振り返り、自分が何者であるか、人生の旅、あなたの人生という旅の意味は何なのかと問わざるを得なくなるのです。

ブルーノ・ベッテルハイム、ロバート・ブライ、ジョセフ・キャンベル、クラリッサ・ピンコラ・エステスなどの現代の語り手が伝えるおとぎ話は、古代の地図であり、完全な人間に成長するためのガイダンスを提供しています。これらおとぎ話の英知は、文字が生まれるより前の時代からもたらされ、何千年もの間、薄明かりや暗黒の中、火を囲んで語られてきたのです。

話そのものも面白く興味をそそる話ですが、その理由は主に、私たちが一体感や幸せ、平和を求める際に出会うドラマを象徴的に表しているからです。王や女王、王子や王女、小人や魔女は、おとぎ話の登場人物というだけではありません。私たちはこれらが、充足感に向かって手探りをしている私たち自身の精神の一面であり、私たち自身の存在を作っている要素であると直感的に知っているのです。私たちの中には鬼もいれば魔女もいて、それらに対峙して受け入れなければ、それらが私たちを破壊する（食い尽くしてしまう）のです。おとぎ話とは、内面と外面に存在する悪魔やドラゴン、暗い森と荒地に直面するときにも、本能的に生存する能力、成長、統合するために何千年にもわたり語り継いで、洗練されてきた英知を携えた、古代のガイダンスです。これらの話は、分裂し孤立した存在である私たちが互いを見つけ結婚する、そしてその後本当に幸せに、つまりは時間を超越した今この場所で暮らすことができる新しいレベルの調和と理解を私たちの人生にもたらす、そんな舞台を探すことには価値があるのだということを私たちに思い出させてくれます。こうしたおとぎ話は、私たちが完全な人間へと成長していくための、賢く、古くから語り継がれ、驚くほどに洗練されている青写真なのです。

おとぎ話で何度も登場するテーマは、小さな子ども、たいていは王子様か王女様が、黄金のボールをなくすお話です。男性であろうが女性であろうが、年寄りであろうが若かろうが、私たちは（数え切れないほどのその他の人物像に加え）王子様と王女様の両方を備えており、若さゆえの黄金の純粋さや無限の可能性を放っていたときがありました。そして、自分の成長を止めさえしなければ、私たちは今もその黄金の輝きを持ち続けたり、取り戻したりできるのです。

ブライは、黄金のボールを失い（それは八歳くらいの頃に起こるようです）、そしてそれを取り戻そうと歩み出すまで、または黄金のボールが私たちから離れてしまったことを悟るまで、三十年から四十年の月日がかかる一方で、「昔々」、つまり通常の時間枠の外で起こるおとぎ話では、それがたいてい一〜二日だけで済むことを指摘しています。しかしどちらの例でも、最初に取引がなされる必要があります。それは、蛙や、「鉄のハンス」に出てくる森の沼底に住む毛むくじゃらの男として表される、私たちの抑制された陰のエネルギーとの取引です。

その取引がなされる前に、王子様、王女様、蛙、森の中に住む男女など、これらの生き物が存在するということを知らなければなりません。私たちが本能的に無意識の中へと押しやり目を背ける、私たちの精神に存在するこうした面々と対話をすることは、必要な条件なのです。このときあなたは、謎めいた未知の暗闇に降りていくときと同じ感情を抱くため、非常に恐ろしいと感じるかもしれません。

八世紀から今日までチベットに根づき発展した仏教の形式は、このような人間の精神で最も恐ろしい面について、おそらく最も洗練された芸術的な表現を用いました。チベットの像や絵画の多くはグロテスクで悪魔的な存在ですが、これらはすべて、名誉ある神格を持った神々です。これらの神々は、通常の感覚でいうところの神ではないことを覚えておいてください。むしろ、これらは異なる心の状態を表しており、それぞれには、私たちが成長し完全な人間（男性であろうが女性であろうが）として本来の可能性を伸ばそうとする際に向き合い、受け入れ、取り組まれなければならない、独自の神聖なエネルギーがあります。これらの怒れる生き物は、頭蓋骨を首から下げたりグロテスクな表情を浮かべるなどしてその外見は恐ろしく不快であるものの、悪者ととらえられてはいません。これらの酷い外見は、自分や根本的に自分と変わらない他者に対し、より深い理解や思いやりを持つことができるよう手助けしてくれる、英知や慈悲を体現した神々が身にまとった仮の姿なのです。

仏教においては、このような内なる成長に取り組む手段が瞑想です。おとぎ話の中でさえ、沼の底にいる毛むくじゃらの男に出会うためには、沼の水をバケツで汲み出すことが必要であり、ブライはそれを、長期にわたって繰り返し行う内なる取り組みが必要なのだと指摘しています。くる日もくる日も、何年もの間、沼の水をバケツで汲み出すことや、暑い鍛冶場や灼熱のブドウ園で働くことは、まったく華やかなことではありません。しかしこのような繰り返し行う内なる取り組み、自分の精神の力を知ることは、こうしたことから始まるのです。これは、調整作業といえます。通常、熱が伴います。熱に耐えて辛抱するには、鍛練が必要です。しかしそれを根気よく続ければ、熟練や洗練が生まれ、鍛練や熱、暗闇と恐れに身を投じることとなくしては手に入れることができない内なる秩序を得ることができるのです。この調整作業においては、私たちが苦しんでいる内面的なつまずきでさえ役に立ちます。

これが、ユング派が魂の取り組みと呼ぶ、曲がりくねった迷宮の深さと心の広がりについて知ることによって起こる、人間性の深みの拡大です。熱が、私たちの精神的存在の原子そのもの、そしておそらく私たちの身体さえも再配置し、調整を行うのです。

瞑想の実践における利点とは、迷宮の案内役として瞑想そのものに頼ることができるということです。瞑想は、もっとも恐ろしい自分の心の状況や外的な状況に直面した暗闇の瞬間でさえも、私たちが道からはずれることがないようにしてくれます。私たちが持っている選択肢を思い出させてくれます。瞑想は、人間の成長におけるガイドであり、光り輝く私たち自身、すでに過去のものとなった子ども時代の黄金の純粋さではなく、成長しきった大人の黄金の純粋さに向かう道しるべなのです。しかし、瞑想が作用するためには、私たちも進んで自らの取り組みを行わなければなりません。暗闇や絶望がやってきたときに、本来避けられないことを避けるためにあらゆる方策を使って逃げたりせず、何も感じなくてすむよう麻痺させたりせず、必要であれば何度も何度も立ち向かい直面しなければならないのです。

エクササイズ

自分の中にいる、王子様や王女様、王様や女王様、巨人や魔女、森の中に住む男や女、小人やしわくちゃ婆、戦士、祈とう師、詐欺師にオープンでいましょう。瞑想する際、それらの人物全員に、迎え入れるためのカーペットを引いてあげましょう。王様や女王様のように、または戦士や賢人のように座ってみましょう。激しい混乱や暗闇に直面した際には、その迷宮を導いてくれる手綱として呼吸を使いましょう。もっとも暗いその瞬間でさえも、気づきはその暗闇や痛みの一部ではないことを思い出し、マインドフルネスを活かし続けるようにしましょう。気づきは痛みをその中に含有し痛みを理解しているため、より根本的なものであり、より健康的で強く、内なる黄金に近いものであるに違いないのです。

道としての実践

どの文化でも、人生そのものや意味を求める探求を描写するのに旅のメタファーが使われます。東洋では、中国語で「道」という意味であるタオという言葉がこれと同様の意味を持ちます。仏教では、瞑想の実践は通常、マインドフルネスへの道、正見（正しい理解）への道、法輪（ダルマ）への道など、道として語られます。タオとダルマはまた、あるがまま、存在するものおよび存在しないもの、すべてを司る法則を意味します。表面的に見てよいものも悪いものも含め、すべての出来事は根本的にタオと調和しています。この内在する調和を感じることを学び、それを踏まえて生き判断していくことを学ぶことが、私たちのなすべきことといえます。しかし多くの場合、正しい方法が何であるかは明確でないため、自由意志や信念を持った行動を取る機会が十分にあるにもかかわらず、完全に道に迷うことはいうまでもなく、緊張や論争もまた起こり得るのです。

瞑想を実践するとき、私たちは今この瞬間に、人生の途上にいることを認めていることになります。道は、私たちが生きている限り、この瞬間そしてすべての瞬間に展開していきます。瞑想は、技術よりも「方法」と考えた方が正しいでしょう。瞑想は、存在する方法であり、生きる方法であり、聞く方法であり、人生の道に沿って歩き物事のあるがままと調和する方法であります。これはつまり、ときには、多くの場合きわめて重要なときに、自分がどこに向かっているのかや、道がどこにあるかさえもまったくわからないことがあるということを、ある程度理解することなのです。同時に、今の自分の状態について非常によくわかっている（たとえそれが、迷子になった、混乱している、激怒している、絶望しているなどの事実をわかっているということだとしても）ことでもあります。一方で、特に自分が利己的な野望に突き動かされ、特定のものをどうしようもなく欲しいと思っているとき、自分がどこへ向かっているのかをわかっているという強い思い込みにがんじがらめになることもよく起こります。成功したいという欲から生まれる盲目は、本当は自分が思うほどわかっていないのに、わかっていると思わせるのです。

グリム童話のおとぎ話「命の水」は、よくある設定である三人兄弟の王子についてのお話です。上の二人の兄は欲深く自分勝手です。一番下の王子は優しく思いやりがあります。三兄弟の父親である王は、死の淵にいます。宮殿の庭に突然現れた謎の老人がどうしたのかと尋ね、王子たちの問題を聞くや、命の水が癒してくれるかもしれないと提案します。「もし王がそれを飲めば、王は再び健康になるでしょう。しかし命の水はそう簡単には見つかりませんよ」。

まず一番上の兄が、父のために水を探しに行く許可を得ましたが、実は父に気に入ってもらい、自分が王様になりたいという密かな願いを抱いていました。兄が馬に乗って出発するやいなや、道端で小人と出会い、その小人は兄の足を止め、そんなに急いでどこに行くのかと聞きます。兄は急いでいたため小人を鼻であしらい、見下し、そこをどけと命じます。ここで推測できるのは、王子は探しているものがわかっているというだけで、どこへ行くべきかもわかっていると思っているということです。実際はそうではありません。しかしこの兄は、自分の傲慢や、人生において物事はさまざまな方向へ展開し開ける可能性があるということに対する無知を、抑えることができないのです。

もちろん、このおとぎ話に登場する小人もまた、肉体的な人間ではなく魂の崇高な力を象徴するものです。この場合、自分勝手な兄は自分の内なる力に働きかけることができず、優しさや知恵を感じることもできません。兄の傲慢さのせいで、小人はどんどん狭くなる渓谷に続く道へ行くよう兄を仕向け、兄は最終的に前に進むことも後ろに下がることも、方向転換することさえもできなくなります。立ち往生という状態です。話が進む間、兄はそこにい続けることになります。

一番上の兄が戻らないので、二番目の兄が自分の運を試そうと出発し、小人に出会い、兄と同じように小人を扱い、まるで兄と同じように立ち往生して終わります。この二人は同一人物の違う側面を表していることから、中には学習しない人がいるのだ、といえるかもしれません。

しばらくして、一番下の弟がついに命の水を探しに出発します。彼もまた、小人と出会い、そんなに急いでどこに行くのかと聞かれます。しかし、兄たちと違い弟は止まって馬から降り、自分の父親が重病に臥せており命の水を探していること、どこに行けばいいのか、どっちに向かっていけばいいのかまったくわからないことを告白します。それに対して小人は当然ながら、「ああ、それならどこにあるか知ってるよ」と言い、どこにあるかを告げ、手に入れるための複雑な方法を教えてくれます。弟は注意深く聞き、言われたことを覚えておきます。

この美しくも巧みに作られた物語は、話が幾重にも展開するのですが、興味がある方はご自身で読まれるよう、このへんにしておきます。ここでいいたいのは単に、自分が道を知らないということを自分に対して認め、思いがけないところからの手助けに心を開くことは、ときに有益であるということです。そうすることで、内そして外のエネルギーや、あなた自身の魂のこもった態度や無私無欲から生まれるエネルギーを活用できるようになります。もちろん、自分勝手な兄たちもまた、精神の形を変えた姿です。この話の教訓は、自分を甘やかしたり傲慢でいるという人間のありがちな性質に陥り、物事のより大きな秩序を無視することは、究極的には前にも後ろにも進めず、方向転換もできない人生の袋小路へとつながることになるということです。この物語は、そのような態度では決して命の水を見つけることはできず、永遠に立ち往生してしまう可能性もあると語っています。

マインドフルネスの作業は、自分自身の大部分からまったく切り離された心、狭い野望や私利を得ることに突き動かされた心で物事に頭から突っ込んでいくより、自らが持つ小人のエネルギーを尊重し、それに注意を払うことを必要とします。この物語は、自分たちがどこへ向かっているのかを知らないと潔く認めることも含め、物事のあるがままの状態に気づきながら進むときにだけ、うまくいくといっています。この話の中で、一番下の弟が世の道理（たとえば兄たちとのことなど）をしっかり理解しているといえるようになるまで、長い過程があります。弟は、不信や裏切りなど、痛ましい学びに耐え、やっと彼自身のあらゆるエネルギーと知恵を持てるようになるまで、その純粋さゆえに大きな代償を払うのです。これらは、最終的に弟が黄金が敷き詰められた道の真ん中をまっすぐ馬で走り、王女と結婚し（王女についてはここではお話していませんでしたが）、父親の王国ではなく、自分自身の王国を統治する、完全に成長した王様になることに象徴されています。

エクササイズ

今日この日のあなたの人生を、旅そして冒険として見てみてください。あなたはどこに向かっていますか？　何を探していますか？　どこにいますか？　旅のどの過程まできましたか？　あなたの人生が本だったら、今日という章には何を書きますか？　その章にどんなタイトルをつけますか？　あなたは何かしらの状態でここに立ち往生していますか？　あなたが自由に使えるエネルギーすべてに対し、今ここで心を開くことができますか？　この旅はあなただけの独自のものであり、誰のものでもないことを心に留めてください。ですから、道はあなた自身のものでなければいけません。他の誰かの旅を真似しながら、自分らしく生きることなどできません。自分の個性を尊重する心の準備ができていますか？　自分という存在に近づく方法として、瞑想の実践に取り組むことができますか？　マインドフルネスや気づきをもって、あなたの道を照らすことに専心することができますか？　あなたがいとも簡単に立ち往生してしまう、または過去にそうなってしまった理由がわかりますか？

瞑想：ポジティブ・シンキングと間違わないこと

私たちが持っている考える能力は、私たち人類が他の動植物と異なる点であり、比較にならないほど素晴らしいものです。しかし注意しなければ、私たちの考えは、考える能力と同じくらい貴重で素晴らしいその他の面をいとも簡単に締め出してしまいます。たいていは気づきの状態がその最初の犠牲者になります。

—— • ——

気づきは、考えと同じものではありません。気づきは考えることや、その価値や力に敬意を払うことではありますが、考えを超えて存在するものです。気づきは、私たちの考えを保ちその中に入れることができる器といえ、それは頭の中の考えを現実として受け取りそこに没頭してしまうのではなく、考えが考えであるととらえ理解することを手助けしてくれます。

考える心はときとして、非常に分断されてしまいます。実際は、常にそうであるといっていいでしょう。これは思考の性質なのです。しかしそれぞれの瞬間から意図的に梳き出された気づきは、この分断の真っ最中でさえも、私たちの基本的な性質はすでに統合され一体となっているのだということに気づかせてくれます。気づきは、ごった煮のようになった考える心にとらわれることなく、むしろバラバラになった心すべてを包み込んで受け入れる鍋そのものであり、それはまるでスープ鍋が刻んだにんじんや豆、玉ねぎなどを受け入れ、それら材料を一つのスープへと調理するようなものです。でも、これは魔法の鍋、魔法使いの鍋のようなものです。なぜなら、何もしなくても、鍋の下に火を入れることさえしなくても、材料を調理してくれるからです。気づきが保たれている限りは、気づきそのものが調理をしてくれます。あなたはただ、断片となった心を気づきの中に保ちつつ、断片がその中に混ざっていくのに任せればいいのです。心や体に何が起きようが、すべてが鍋の中に入り、それがスープの一部になっていくのです。

瞑想は、よりたくさん考えごとをすることで考えを変えようとすることではありません。瞑想とは、考えそのものを観察することです。観察とは、辛抱強くそのままの状態でいることです。考えの中に引き込まれることなく考えを観察することで、考えそのものについて、非常に自分を解放してくれる何かを学ぶことができます。それは、通常、私たちの中に強く存在する考え方のパターン――狭く、不正確で、自己陶酔した、まるで囚われの身のように習慣的で、明らかに間違ったもの――に囚われることを減らす手助けをしてくれるかもしれません。

瞑想を理解するもう一つの方法は、考えそのものの過程を、滝や、考えが継続的に落ちていく流れと見なすことです。マインドフルネスを育てていくと、まるで洞窟の中で見晴らしのいいポイントを見つけたり、滝の裏側に岩のくぼみを見つけるように、私たちは考えを超越したいところ、考えの裏側に行くことになります。水を見ることもできるし、水の音を聞くこともできますが、急流の外にいるのです。

　この方法で練習していくと、私たちの考えのパターンは、人生における調和、理解、思いやりを育てるような形で自然と変化しますが、それは、一つの考えをより純粋だろうと思われる別の考えに置き換えることで変化を起こそうとしているわけではありません。むしろ、私たちの考えの性質が考えであると理解し、私たちと考えとのかかわりを理解することで、考えが私たちを支配するのではなく、考えが私たちの役に立つことになるのです。

　もし私たちがポジティブに考えようと決意するなら、それは役立つことではありますが、それは瞑想ではありません。考えが増えるだけです。私たちは、いとも簡単にいわゆるポジティブ・シンキングやネガティブ・シンキングの虜になってしまうものです。これは限定的で、分断しており、不正確で、妄想的で、利己的で、間違っているかもしれません。ですから、私たちの人生において変化を起こし、考えの限界の向こう側へ行くには、まったく違う要素が必要になるのです。

内側へ向かう

瞑想とは内側へ向かうことであるとか、自分の内側に座することである、という印象を持ちやすいと思います。しかし「内側」と「外側」という区別は限定されたものにすぎません。正式な瞑想の実践という静けさの中で、私たちは当然ながらエネルギーを内側に向けるのですが、そこで私たちは、私たちの心と身体の中に世界全体を包含しているのだということを発見するだけです。

・

内側に長い間向かっていると、私たちは、幸せや理解、英知を外側で常に探し求めているという貧しさを知ることになります。私たちが幸せになるために、もしくは充足感を得るために、神や環境、その他の人たちは手を貸してくれないといっているのではありません。単に、私たちの幸せ、充足感、私たちの理解、さらに神でさえも、内なる自分の内面を理解する能力や、あるがままの自分で心地よくリラックスしていることや、自分の心や身体に強い親しみを感じているることから生まれる深い快適な状態で、外側の世界と向き合う能力よりも深いわけではないということです。

毎日の中である一定時間、静けさの中に身を置き内側を見つめることで、私たち自身の中で何がもっとも真実であり信頼できるものであるか、何がもっとも簡単に見すごされ未熟であるか、ということに触れることができます。外側の世界の引力が強くても、私たちを満たしてくれたり幸せにしてくれる何かをどこか他のところに求めることなく、たとえ短い時間でも自分に意識を集中することができるとき、その一瞬一瞬で、私たちはそれがどこであれくつろぐことができ、物事をあるがままに受け入れることができるのです。

エクササイズ

もし不満や、何かが足りないとか、しっくりこないなどの感覚を覚えたら、実験のつもりで内側に向かってみましょう。その瞬間のエネルギーをとらえることができるか試してみましょう。雑誌を手にしたり、映画を見にいったり、友達に電話をしたり、何か食べ物を探したり、いろいろ勝手気ままな行動を取ってみる代わりに、自分のために居場所を作ってみましょう。ほんの数分でいいので、座って呼吸を始めます。それが花であれ光であれ美しい景色であれ、何かを探してはいけません。何かの美しさを褒めちぎったり、何かの不足を非難してもいけません。「今自分は内側に向かっているという」ことを考えることすらダメです。ただ座ってください。世界の中心に身を置きましょう。物事はすべてそのままにしておきましょう。

第Ⅱ部

マインドフルネス実践の基本

座った姿勢での瞑想

座ることがなぜそんなに特別なことなのでしょう？　通常の私たちの座り方についての話であれば、何も特別なことなどありません。身体が足の負担を軽くするための便利な方法の一つにすぎません。しかし、瞑想に関しては、座ることは非常に特別なことになります。

——・——

それは、外側からだけで簡単に、一見してわかります。たとえば、ある人が立っていたり寝転がっていたり歩いていたりといった姿を見るだけでは、その人が瞑想をしているかどうかはわからないでしょう。しかしその人が座っている姿であれば、特にその人が床に座っているのであれば、瞑想していることがすぐにわかるでしょう。どの角度からでも、たとえ目を閉じていて静かで穏やかな表情を浮かべている状態でも、目覚めた状態にあることをその姿勢が表しています。その威厳のある、確固たる姿はまるで山のようです。そこには、内にも外にも広く多くを語る安定性があります。その人が居眠りを始めたとたん、これらの質はすべて消え去ってしまいます。心は内側で崩れ、身体は目に見えた形で崩れます。座った姿勢での瞑想では、背中を伸ばし威厳をもった姿勢で、通常はある程度長い時間、座っていることになります。真っ直ぐの姿勢を取るのは比較的簡単なことですが、それは、継続的に展開していく困難な過程の始まりにすぎません。身体を「まっすぐにする」ことは簡単にできるかもしれませんが、心がどうなっているか疑問が残ります。座った姿勢での瞑想は、それがいかにパワフルなものであれ、特別な姿勢を取ることが大切なのではありません。むしろ、心に対して一定の姿勢を取ることが重要なのです。つまり心の座り方です。

いったん座った姿勢を取ってしまえば、今の瞬間に取り組むための方法はたくさんあります。そのすべてに共通するのは、批評せずに、意図的に注意を払うことです。違いは、何に注意を払うかと、どう注意を払うかだけです。

物事はシンプルなままがいいですから、呼吸が入り出ていくのを感じながら、呼吸することから始めましょう。究極的には、すべての去来するもの、自分自身の考えや感情がぐるぐる回ることやそれらの企み、知覚や衝動、身体と心、すべてを観察するべく意識を広げることもできます。ただし、自分を見失ってしまったり、特定のことだけに固執したり、または単に圧倒されたりすることなく、このような幅広い対象物を意識の中に保てるまでに集中力とマインドフルネスが強くなるには、時間がかかるかもしれません。多くの場合、何年もかかりますし、やる気や実践の集中度合いにも大きく左右されます。ですから最初は、呼吸に集中する、あるいは意識がそれてしまった場合に戻す目印として呼吸を使うようにするのがいいでしょう。二〜三年それで試してみて、どうなるか様子を見てみましょう。

エクササイズ

ただ存在するためだけに、毎日時間を取ってみてください。五分でもいいのです。または思いきって冒険してみたければ、十分、二十分、三十分でもいいでしょう。腰を下ろし、今現在に完全に存在するという以外の目的は何も持たず、一瞬一瞬が展開していくさまを見てみましょう。現在の瞬間にあなたをつなぎとめる重しとして呼吸を使いましょう。重しにつながったロープがピンと張り詰めてあなたを引き戻すときまで、考える心は、心の中で動く潮流や風の流れによってそこかしこに漂っていくでしょう。もしかして頻繁にこのようなことが起こるかもしれません。意識が逸れるたびに、生き生きした呼吸に意識を戻しましょう。背筋は伸ばしたままに保ちますが、力んではいけません。自分が山であると想像してみましょう。

座する

クッションや椅子に向かうとき、座するという確固とした意識を持つことが役に立ちます。座った形での瞑想は、どこかに気軽に座っているのとは異なります。あなたが座するとき、座るということが発する声明の中にエネルギーが存在します。それは、どこに座るかの選択やあなたの身体を満たすマインドフルネスのどちらにも見られます。たとえ座っていても、姿勢は「立場を表明する」という表現でいうところの、立場を具現化します。そこには、空間に対してや、身体や心やその瞬間に対し敬意を払う強い感覚があります。

これらを念頭に入れつつ、場所や姿勢に対し過度の力を注ぐことなく、瞑想するために座ります。確かに、屋内であれ屋外であれ、確実に「パワースポット」というのはあるかもしれませんが、このように確固とした立場を取るという態度であれば、いかなる姿勢であれどこであれ、座ってリラックスすることができます。意識の中で身体、時間、場所、そして姿勢を保つよう心と身体が協力し合い、それがある特定の方法でなければならないという考えに固執せずにいられたときに初めて、あなたは本当に座っていることになるのです。

威厳

座った姿勢を表現するとき、最も適切だと思われる言葉は、「威厳」です。

―――・―――

瞑想をするために座るとき、私たちの姿勢は私たちに語りかけてきます。主張をしてくるのです。姿勢そのものが瞑想であるといってもいいかもしれません。私たちが落ち込むとき、姿勢はそのエネルギーの低下や消極性、明瞭さの欠如を映し出します。直立不動にまっすぐ座ると、緊張して強張り、力みすぎています。私が指導するとき、たとえば「威厳を示すように座ってみましょう」のように「威厳」という言葉を使うと、誰もがすぐに、より真っ直ぐな姿勢になるように座り直します。しかし強張ったりはしません。顔はリラックスした状態で、肩を下げ、頭、首、背中は軽く一列になるようにします。背骨は骨盤からエネルギーと共に伸びていきます。自発的に、椅子の背もたれに寄りかからないよう座り直す人もいます。誰もが、威厳というものの内なる感覚や、それをどのように体現すればいいのかを即座に理解するようです。

もしかして私たちは、自分がすでに威厳をもった価値のある存在であることを、ときどき思い出させてもらう必要があるのかもしれません。過去から引きずっている痛みや心の傷、もしくは不確かな将来のせいで、そのように感じられないときもあるかもしれません。何もないのに自ら、自分には価値がないなどと感じるようになるとは思えません。外からの力により、自分には価値がないと感じるようになったのです。小さかった頃に、あらゆる方法でそのように教え込まれ、それをしっかりと学んでしまったのです。

ですので、瞑想するために座る際、そして威厳をもって座ることを思い出す際、私たちは、私たちのもとの姿である価値ある存在へと戻ることになります。それ自体が、かなりはっきりとした声明となります。間違いなく、内なる存在が聞いていることでしょう。私たち自身も、意思表明をする準備ができていますか？　この瞬間、そして次の瞬間、さらにその次の瞬間……、その中で、起こっている経験が作る流れに耳を傾ける準備ができていますか？

エクササイズ

三十秒間、威厳をもって座ってみましょう。どのように感じるか覚えておきましょう。威厳をもって立ってみましょう。肩はどこにありますか？　背骨は、頭はどうですか？　威厳をもって歩くとはどういう感じでしょうか？

姿勢

私たちが強い意図をもって座るとき、身体がその姿勢の中に、深い信念と覚悟を明確に表現します。それらは内側や外側ににじみ出ます。威厳をもって座った姿勢は、それ自体が自由、人生の調和や美しさ、豊かさを再確認するものなのです。

こうしたものを感じるときもあり、一方でそうでないときもあるでしょう。落ち込み、苦しみ、混乱しているときでさえ、座ることで今生きているその人生の強さや価値を再確認できるのです。たとえ短い間でも、座り続けるための忍耐力を身につけることができれば、浮き沈みや、自由・不自由、明確でいるか混乱しているかなどを超越した領域である、あなたという存在の中心に触れることができるでしょう。この中心とは、気づきそのものと似ています。精神状態や人生の状況によって変化することはありません。まるで鏡のように、その前にあるものを偏ることなく映し出します。これには、今現在に何があろうと、人生を揺るがす、またはあなたを圧倒する何が起こったのであろうと、それ自体は必然的に変わり、だからこそ、単に今この瞬間という鏡の中に保つこと――観察し、その存在を抱き、あなたが自らの呼吸に乗るように、展開していく波に乗り、自分は遅かれ早かれ取るべき行動を見つけ、受け入れ、乗り越えていくのだという信念を持つこと――を深く理解していることを含みます。一生懸命に頑張るのではなく、観察し、物事をそのままにしておき、その一瞬一瞬でそれらをしっかりと感じることです。

座った姿勢でのマインドフルな瞑想は、問題や困難から逃げるために、周囲から「切断」された瞑想状態に没頭したり、瞑想に入ることで拒絶したりするのではありません。その反対で、たとえば痛みや混乱、喪失が今この瞬間を支配してしまうのであれば、瞑想はそれらと向き合う意欲であり、長い時間にわたり、思考を超えた、観察の状態を続けることなのです。あなたはただ、座った姿勢を保ちながら、呼吸と共にあるがままを心に留めるだけで理解を探し求めるのです。

禅の伝統においては、ある師（鈴木俊隆老師）がこのように表現しています。「正しい姿勢で座ったときに存在する心の状態は、それ自体が悟りです……これらの形（座った瞑想）は、正しい心の状態を手に入れるための方法ではありません。この姿勢を取ること、それ自体が正しい心の状態なのです」。座った姿勢での瞑想においてあなたはすでに、あなた自身の最も真実の姿に触れているのです。

ですので、座った姿勢での瞑想を実践するということは、何よりもまず、いかなる瞬間においても何が起ころうと、あなたはそれを認め、受け入れることに全力を尽くすという態度を、あなたの身体が認め、醸しだし、広く知らしめるような方法で座ることを意味するということです。この姿勢は、それ自体が空で、ただ映し出すだけの、きれいな鏡のようなものであり、オープンで包容力があって、何にも執着していない確固とした安定性なのです。こうした態度は、あなたがどう座るか選ぶまさにその姿勢の中に含まれています。姿勢は態度を体現しているのです。

座った姿勢で瞑想を実践する際に、集中力やマインドフルネスを深めるのに山をイメージするのが役に立つ理由はここにあります。高さ、巨大さ、荘厳さ、不動の様子、根を張った様子、という性質を思い起こすことが、姿勢や態度に直接こうした性質を取り込むのに役立ちます。

これらの性質を瞑想の中に常に招き入れることは非常に大切です。あらゆる心の状態で、特に苦悩や動揺といった深刻な状態ではないときに、威厳や静寂、揺るぎない落ち着きなどを体現して何度も何度も繰り返し練習することで、大きなストレスや感情的に混乱しているときでさえもマインドフルネスや落ち着きを保つことができ、頑強で頼りになる土台を持つことができるようになります。ただしそれは、あなたが練習を重ねることによってのみ、可能となります。

どうすればマインドフルでいられるか、ということを自分は理解したとただ考え、実際にマインドフルでいることを実行するのは一大事が起きたときだけに取っておく、ということをしたくなる気持ちはわかりますが、そのようなわけにはいきません。そうした一大事はあまりにもパワフルで、冷静さやマインドフルでいるための知識などという幻想的な考えもろとも、すぐにあなたを圧倒してしまうでしょう。瞑想の実践とは、溝を掘り、ぶどう園で作業を行い、池の水をバケツで救い出すような、ゆっくりとした律された作業なのです。これは、一瞬の取り組みと一生の取り組みがすべて一つに包まれたものなのです。

手はどうするか

体内にある微妙なエネルギーが通るさまざまな経路は、何千年もの間にわたり、ヨガ哲学や瞑想の伝統において特定の方法で描き出され、理解され、活用されてきました。私たちは直感的に、私たちの身体が取る姿勢がそれぞれその姿勢なりのメッセージを発しており、それは内と外の両方に出ているものだということを知っています。最近では、これは「ボディ・ランゲージ」という用語で理解されています。私たちはその言語を使って、人がその人自身のことをどう感じているのかを読み取ることができます。なぜなら、人は常にそのような情報を、敏感な受信機を持つ誰もがキャッチできるように、そういった人たちに向けて情報を発信しているからです。

しかしここでは、自分自身の身体が発する言語に敏感になることの大切さについて話をしています。その気づきは、内なる成長と変化に対し劇的に作用することもあります。ヨガ哲学の伝統では、身体が作る特定の姿勢に関する分野の知識は「ムードラ（mudra）」と呼ばれています。ある意味、すべてのポーズはムードラといえます。それぞれが独自の主張をし、関連するエネルギーを持っています。ただし、ムードラは通常、身体全体で作る姿勢よりも繊細なものについて語っています。主に焦点を当てるのは、手や足の位置です。

美術館へ行き、仏画や仏像を注意深く観察すれば、座ったもの、立ったもの、横たわったもの、どんなものにしろ、手がさまざまな位置に置かれ、何百という種類の瞑想が描かれていることにすぐに気づくでしょう。座った瞑想の場合、手の平を下にして膝の上に置いたものもあれば、片手または両手の平を上にしたもの、片手の指一本または数本で地面に触れ、もう片方の手は上に上げているものもあります。また、両手は膝の上で、片手の指をもう片方の手の指に乗せ、両手の親指で丸く卵形を作るように指先を軽く寄せる「法界定印」というムードラもあります。両手を胸の前に合わせるポーズもあります。キリスト教でも伝統的な祈りのポーズですが、東洋では挨拶で使われるポーズであり、相手の中にある神性を認めてお辞儀をすることを意味します。

これら手で結ぶムードラはすべて、それぞれ異なるエネルギーを表しており、あなた自身も瞑想しながら体験してみることができます。手の平を下にして膝の上に置いて座ってみましょう。どのような自己充足を感じるかに注意してください。私にとってこのポーズは、これ以上のものは何も求めておらず、単にそこにあるものを消化している、ということを語りかけてきます。

その後、マインドフルな心で両手の平を上に向けると、身体の中にあるエネルギーが変化することに気づくでしょう。私にとってこの座り方は、感受性や、上に存在するもの、天からのエネルギーに対しオープンでいること（中国には「上の如く、下も然り」という言葉があります）を表します。私はときどき、天からのエネルギーを受け取るためにオープンでいようという強い衝動に駆られます。これは、座った姿勢での瞑想を実践する際に感受性を高めるのに役立つこともあり、特に不安なときや混乱したときなどに効果的です。やり方は、ただ手の平を天に向かって広げるだけです。ただし、これはまるで魔法のように助けてくれる何かを積極的に探すことではありません。むしろ、普段私たちが、高揚した、神聖な、神々しい、広大な、宇宙的な、などととらえる、高次の秩序や知恵のエネルギーと共鳴しようという自分の中にある意欲を持ち、自分自身を高次の洞察力に向けて開くことです。

私たちが手で作るポーズはすべて、繊細なエネルギーと、それほど繊細ではないエネルギーのどちらにも関連しているという点において、ムードラであるといえます。握り拳のエネルギーを例にしてみます。私たちは腹を立てると、手を握り拳にして閉じる傾向にあります。中には、生活の中で無意識にこのムードラを数多く実践している人もいます。そのたびに、あなたの中にある怒りや暴力の種に水をやることとなり、怒りの種は発芽し、その芽はより強く成長することで大きくなります。

次回あなたが怒りで握り拳を作っていることに気づいたら、握り拳で表された内なる姿勢に対し、マインドフルネスをもたらすようにしてみてください。その拳が持つ強張り、憎悪、怒り、攻撃性、恐れを感じてください。その後、怒りの最中に、実験として、もしあなたが怒っている相手がその場にいる場合、その人の目の前で拳を開き、お祈りのポーズのように手の平を胸の前で合わせてみてください（もちろん、その人はあなたが何をしているのかまったくわからないでしょう）。数秒でもいいのでこのポーズをしてみて、怒りや苦痛がどうなるか、気づいてみてください。

私の場合、こうすると怒りを保ち続けるのが実質的に不可能になることに気づきます。怒りが理にかなっていないということではありません。ただ、他のあらゆる感情が動き始め、怒りのエネルギーを取り囲み、弱めてしまうのです。相手に対する共感や慈悲、そしておそらく、私と相手が一緒に踊っているダンスに対するより深い理解などです。そのダンスとは、一つのことが必然的に他のことにつながり、結果が連なり合ったものが無機的に動いていき、結末が（誤って）個人攻撃と受け取られ、無関心が無関心を悪化させ、攻撃性が攻撃性を悪化させる、英知がどこにもないダンスです。

ガンジーが至近距離から暗殺されたとき、彼は暗殺者に向かって手の平をこのように合わせ、マントラを唱え、そして亡くなりました。彼が敬愛したバガヴァッド・ギーターによって導かれた何年も実践した瞑想やヨガにより、ガンジーは自らの命を含め自分が関わっているすべてに対し執着のない姿勢を保つことができるところにまで辿り着いたのです。これにより、彼は命を奪われたその瞬間に、自分が取りたい態度を選択することができました。ガンジーは怒りを抱いて亡くなったり、驚きの中で亡くなったりはしませんでした。彼は、自らの命が常に危険にさらされていることを知っていました。しかし彼は、何が賢明な行動かについての日に日に大きくなるヴィジョンが奏でるドラムのビートにあわせて進むことができるよう、自分自身を鍛えていました。彼は、慈悲をそのまま体現できるほどにまでなっていたのです。ガンジーは、政治的および精神的な自由に対する揺るぎない決意の中に生きていました。それと相対的に、彼の肉体レベルの生命の価値は減少していきました。彼はそうしたものを常に危険にさらしていたのです。

エクササイズ

一日のさまざまな場面や座った姿勢での瞑想を実践している間に、あなたが体現しているわずかな感情の質に注意を払ってみてください。特に手に注意をしてみましょう。手の位置により、違いを感じますか？　より「ボディフル（体に意識を向ける）」になることで、よりマインドフルにならないか、試してみてください。

座った姿勢での瞑想で、あなた自身の手をより感じることを実践したら、あなたが何かを触る際に何か影響がないか見てみてください。扉を開けることから愛を営む行為に至るまで、すべてが触ることを伴います。注意力を欠いた状態で扉を開けることはできますが、そんなときあなたの手は、あなたの身体が何をしているのかを理解せずに扉を開け、自分の頭を扉にぶつけてしまうのです。機械的にではなく、何かを得たいという考えを持たず、ただ存在と思いやりだけをもって、誰かに触れることに挑戦することを想像してみてください。

瞑想を終える

正式な瞑想を終える時間に向かう瞬間には、油断ならない独特なトポロジー（位相）があります。つまり、終わりを予期して、マインドフルネスが緩むことがあります。これにどう対処するかが大切です。マインドフルネスを深め、その範囲を広げるよう私たちに挑んでくるのは、まさにそのような移行のときなのです。

正式な瞑想の実践の時間が終わりに近づくとき、特に注意を払わないと、瞑想がどのように終わったかなどまったく自覚なく、気づかないうちに他のことを始めていることになるでしょう。その移行はせいぜい、ぼんやりと覚えているくらいでしょう。もう終わる時間だとあなたに知らせてくる考えや衝動に気づくことで、この過程にマインドフルネスをもたらすことができます。動かずにいた時間が一時間であろうが三分であろうが、強烈な感情が突然、「もう充分」というかもしれません。または、腕時計を見て、やめると決めていた時間になっているかもしれません。

あなたが瞑想を実践している際、特に誘導のテープを使っているのでない場合、やめたいという衝動が一番最初に浮かんでくるときにそれに気づくことができるか、また、その後徐々に強くなるそのような衝動に気づくことができるか、試してみてください。衝動に気づくたびに、その衝動と共に少しの間呼吸をし、「誰がもう充分と言っているのか？」と自問してみてください。その衝動の裏には何があるのか、見つける努力をしてみてください。それは疲労、退屈、痛み、焦りですか？　それとも単に終わりにする時間だからですか？　いずれの場合にせよ、自動的に跳び上がったり次のことに取り掛かったりするのではなく、この問いから生まれてくるものとしばらく時間を過ごし、少しの間、もしくはしばらくの間、それと共に呼吸をし、瞑想の姿勢をやめて次へ移るという行為を、瞑想の他の瞬間と同様に一瞬一瞬意識する対象としてとらえましょう。

このように実践すれば、何かを締めくくったり終わりにしたりして、他の何かへと移るという行為を伴うさまざまな状況において、マインドフルネスを強化することができるようになります。それは、扉を閉めることを感じるというようにシンプルで短いものの場合もあれば、人生の一時代が終わりになるときのように複雑で痛みを伴うものの場合もあります。扉を閉めるという行為は、全体的な物事の中においてはあまりにも些細なことであるため（そこで赤ちゃんが眠っているのでもない限り）、つい自動的に行ってしまうこともあるでしょう。しかしこれはまさに、比較的取るに足らないことであるために、マインドフルに扉を閉めることが、私たちの感受性やすべての瞬間に触れ合う能力を活性化して深め、さらに習慣的な無意識の深いしわのいくつかを伸ばすようになるのです。

不思議なことに、マインドのない行為もまた同様に、歳を取ることや死ぬことなどを含めた、私たちにとって最も重要な結末のときや人生の転換のときに忍び寄ってくることがあります。ここでも、マインドフルネスは癒しの効果をもたらすことができます。私たちは、感情的な痛みによる強い衝撃を受けることに対し、身を守っているかもしれません――それが深い悲しみや悲哀、恥、落胆、怒りであれ、さらにいえば喜びや満足でさえも――自分が何かを感じることをまったく許さない、または何を感じているか知ることを許さないという無感覚の雲の中に、無意識に逃げてしまうのです。無意識はまるで霧のように、非永続性の働きを目にすることや、個人の感情の授受の根底にある存在と生成の普遍的で人間を越えた面に触れ合うこと、ちっぽけで脆く儚い存在でいることの神秘に触れること、そして絶対的に必然である変化と折り合いをつけることなどを行う深遠な機会であろう、まさにこうした瞬間を覆い隠してしまうのです。

禅の伝統において、グループで行う座禅は、木魚を大きく打ち鳴らして終了することがあります。座禅をゆっくりと終わらせるために、柔らかな木魚の音と共にロマンチックな余韻を楽しむなどということはありません。ここでのメッセージは、切ることです――今は次へと進む時間なのです。もしあなたがほんの少しでもボーっとしていたら、木魚が鳴らされたとき、その音であなたは驚き、いかにその瞬間に存在していなかったか、ということを指摘されることでしょう。その音は、座禅がすでに終わり、今自分は新たに直面すべき新しい瞬間にいるのだ、ということを思い出させてくれます。

また別の伝統では、やさしい鐘の音を使って、グループでの座禅の終了時間を知らせます。鐘の音の柔らかさもまた、あなたを目覚めさせ、鐘が鳴らされた瞬間に自分の心が他のところへ離れてしまっていたかどうかを教えてくれます。ですので、座禅を終えることに関していえば、柔らかで優しいことはいいことであり、また強く激しいのもいいことなのです。どちらも、移行の瞬間に完全に存在すること、すべての終わりはまた始まりでもあること、金剛般若経の言葉によると最も大切なことは「何事にも執着しない心を育てる」ことであること、を思い出させてくれます。そうして初めて、私たちは物事をあるがままの姿で見ることができ、私たちが持つあらゆる感情や英知をもって反応することができるようになるのです。

エクササイズ

あなたがどのように瞑想を終了しているか、意識してみてください。瞑想の姿勢が横たわったものであれ、座ったものであれ、立ったものであれ、歩いたものであれ、「誰」が瞑想を終えるのか、どう終わるのか、いつ終わるのか、そしてなぜ終わるのかに意識を集中してください。決して、瞑想や自分自身を評価してはいけません。ただ、観察し、一つのことから次のことへの移行に意識を置き続けてください。

瞑想の長さはどのくらい？

Q：カバット・ジン先生、瞑想はどのくらいすればいいのですか？

A：私が知るわけないでしょう？

どのくらい瞑想すればいいのか、という質問は、何度も投げかけられます。私たちが病院で患者さんに対し瞑想を用いた取り組みを始めた頃から、患者さんたちにとって最初から比較的長い時間をかけて瞑想を行うことが重要だと、私たちは感じました。私たちは、多くの人に聞けば、もしくは多くの人に自問するようお願いすれば、多くの答えが得られる一方で、少人数に聞けば少ししか得られない、という原理を強く信じていたため、毎日自宅でしなければならない基本的な瞑想時間を四十五分としました。四十五分間は、静寂の中に身を落ち着け、その瞬間瞬間に意識を向け続けること、さらにもしかしたら、少なくともリラックスの深まりや健やかな感覚を味わう経験をすることに、十分な長さのように思えました。また、私たちの人生を占領し、冷静でマインドフルでい続けるための能力に大きな負担（完全には圧倒しない場合）をかけるために私たちが通常は避けたいと願う、より困難な心の状態となる機会を得るためにも十分な長さであると思われました。より困難な心の状況を作るものとしていつも疑われるのはもちろん、退屈、フラストレーション、恐れ、不安（これには、もし瞑想によって時間を無駄にしていなければ達成できたであろうすべてのことについての心配も含みます）、幻想、記憶、怒り、痛み、疲労、悲哀です。

どうやらこれは当たっていたようです。私たちのクリニックにやって来るほとんどの人たちは、一気に四十五分間を少なくとも八週間にわたり毎日実践するために、その人たちの暮らしにおける毎日の行動について、ほとんど無理だろうと思われるような調整を喜んでしています。そして多くの人が、新しい人生の道筋から外れることは決してありません。というのも、四十五分の瞑想が簡単になるだけでなく、まるで命綱のように必要なこととなるのです。

しかし、このような物事の見方には、別の側面もあります。ある人の人生の一時期において困難ではあるけれど可能なことが、同じ人であれ別の時期にはほとんど不可能ということがあるかもしれません。「長い」と「短い」の感覚は、所詮、相対的なものです。小さな子どもを抱えるシングル・マザーは、一度に四十五分間も取るなどどんなことをしても無理でしょう。ではその人は瞑想ができないということでしょうか？

もしあなたの人生が絶え間なく危機的状況にあるなら、またはあなたが社会的・経済的に大混乱にいるのなら、たとえ時間があっても、長時間にわたり瞑想をする精神的エネルギーを見出すのは難しいかもしれません。常に、障害となるような何かが起こるようです。特に、一日のうちに四十五分間の時間を作らなければ始められないと考えているのなら、なおさらです。家族と暮らす混み合った家の中での瞑想は、毎日の実践にとって妨げとなりかねない不快感を生じることもあるでしょう。

医学生が、何もしないためだけの長い時間を習慣的に作り出すことは難しいでしょうし、その他ストレスが大きい職業に就いていたり過酷な状況にある多くの人たちにとっても、難しいことでしょう。また、瞑想に興味があるだけで、便利さや時間的制約、快適さなどの限界を押し広げるだけの強い動機がない人たちにとっても難しいでしょう。

人生でバランスを求めている人たちにとって、一定の柔軟性をもって取り組むことは、役に立つばかりでなく不可欠なこととなります。瞑想は、物理的時間とはあまり関係ないということを知ることが重要です。きちんとした瞑想を五分間実践することが、四十五分間の瞑想と同等かそれ以上に深遠となることもあり得るのです。私たちがここで話しているのは、分や時間の単位から抜け出し、無次元つまりは無限である、この瞬間へと足を踏み入れることです。したがって時間の長さよりも、あなたの努力がどれだけ真摯であるかの方がはるかに重要です。ですので、たとえほんの少しでも、実践するための動機があるということが大切です。まるで小さな炎が強風から守られなければならないように、マインドフルネスも、忙しい生活や落ち着きなく苦悩する心という風から守られ、火を立たせ育まれる必要があります。

もし五分間だけ、または最初は一分間だけでもマインドフルネスを維持できるのであれば、本当に素晴らしいことです。これはつまり、あなたはすでに立ち止まることの価値や、ほんの束の間であれ行動することから存在することへシフトすることの価値を思い出したということなのですから。

私たちが、医学生にストレスやときには現代の医学教育によるトラウマを緩和するために瞑想を教えるとき、または、最大限の能力を発揮するために身体だけでなく心を鍛えたいという大学の運動選手や、肺のリハビリテーション・プログラムの参加者で瞑想の他にも多くを学ぶ必要がある人、昼食時間に行うストレス緩和クラスに出ている企業の従業員などに瞑想を教えるとき、一日四十五分間の瞑想を強要することはありません（私たち自身の患者さんや、自分なりに理由があってライフスタイルを大きく変えるための準備ができている人たちに対してだけです）。代わりに、一日一回または可能であれば二回、十五分間ずつ瞑想を実践する課題を出します。

少し考えてみれば、二十四時間の中で十五分間という単位を一回か二回自由に使うことができないという人は――どんな仕事だろうが、どのような状況にあろうが――あまりいないでしょう。もし十五分がダメなら、十分、五分でもいいのです。

――・――

十五センチの長さの線は、点にすれば無限であり、同様に二・五センチの線も点にすれば無限です。それでは、十五分、五分、十分、または四十五分の間に、どのくらいの瞬間が存在するでしょうか？　もし意識的にどんな瞬間でも維持する意志があるのなら、十分な時間があるということがわかります。

―――・―――

マインドフルネスの中核は、実践する意志を形作り、そして瞬間――いかなる瞬間でも――をとらえ、内なる姿勢および外側の姿勢の中で完全に対峙することです。瞑想を実践する時間は長くとも短くともよいのですが、もしフラストレーションや何らかの障害があまりにも大きくそびえ立ってしまうのであれば、「長い」からといってうまくいくことは決してありません。障害だと認識するものが大きすぎてマインドフルネスや静寂を味わうことがまったくないくらいなら、短い時間から徐々に瞑想の時間を長くしながら冒険していく方が、はるかによいことです。何千マイルもの旅路は、本当に、たった一歩から始まるのです。その一歩を歩みだすこと――この場合、たとえ短い時間であれ座すること――に専心するとき、いつでも永遠に触れることができるのです。そこから、唯一そこだけから、すべての恩恵が流れ出します。

エクササイズ

さまざまな時間の長さで瞑想をしてみましょう。瞑想をする時間が瞑想の実践にどう影響するか、観察してみてください。長く瞑想していると、集中力が途切れてしまいますか？　あとどのくらいの時間、今に集中しなくてはいけないのか気になりますか？　耐えられないと感じますか？　心は敏感になりますか、それとも強迫的になりますか？　落ち着きのなさはありますか？　心配は？　退屈は？　時間のプレッシャーは？　眠気は？　だるさは？　もし最近になって瞑想を始めたばかりなのであれば、「馬鹿らしい」とか「ちゃんとできているのかな？」、「瞑想で感じるべき感情ってこれですべて？」などといっている自分に気づいたりしていますか？　これらの感情はすぐに湧いてきますか？　それともしばらく経たないと湧いてきませんか？　これらを心の状態として見ることができますか？　少しの間、これらの感情や自分自身を批評することなく、観察することはできますか？　こうした感情を受け入れる玄関マットを引き、その質を調べ、感情をそのままにしてあげると、自分の中で何が強く揺るぎないのかということについて、多くを学ぶことができるかもしれません。そして内なる安定と平静を養うことで、自分の中で強いものがさらに強くなっていくかもしれません。

正しい方法などありません

ティートン（＊訳注：ワイオミング州の国立公園）の荒野を家族と共にバックパックを背負って歩いていると、歩むという行為に関する疑問が繰り返し湧いてきます。一歩ごとに、足はどこかに下りなければなりません。大きな石の原野や急勾配を上ったり下ったり、小道を行ったり外れたりするとき、足はどこにどう下りていき、どの角度で、どのくらいの圧力で、かかとからかつま先からか、角度をつけるかまたは真っ直ぐか、などを瞬時に決定しているのです。子どもたちは「パパ、足はどこに置いたらいいの？　足を乗せるのはこの石？　それともあの石？」などと聞くことはありません。私は、子どもたちがただ足を置き、自分の道を見つけていくことに気づきました――子どもたちは、単に私が足を置いた場所をたどるのではなく、自分で一歩ずつどこに足を置くのかを選んでいます。

私にとってこれが何を意味するのかというと、私たちの足は、自らの道を見つけていくのだということです。自分の足を見てみると、いかに一歩ごとに異なる場所に異なる方法で足を置くのか、ということに驚き、また、いかに瞬時に展開する可能性の中から、片方の足が究極的に一方向を決め、そこへ全体重（危険な場所であれば若干緩めた体重）を乗せて歩くという行為を実行し、その後その足は自由になり、もう片方の足が選択をして私自身が前進していくのか、ということに驚くほどです。これらはすべて実質的に、考えることなく起こります。ときおり、一番下の子のセレーナに手を貸してあげなければならないような、考えや経験がものをいう難しい場所に出くわすこともありますが、それはあくまで例外であり、必ずあるものではありません。通常、私たちは足を見ることなく、一歩ごとの歩みを考えることもありません。私たちは前方を注意深く見て、私たちの脳はそれをすべて理解し、私たちが、その瞬間に足元にある地形のニーズに合った方法で足を踏み出すために、瞬時の判断をします。

だからといって、足を踏み出すのに間違った方法がないというわけではありません。注意深くいなければなりませんし、足元を感じ取る必要もあります。ただ、目と脳は地形に対する素早い判断が非常に得意であり、荒い地面の上で一歩を進む過程のすべてが、ブーツや重い荷物など厄介なものがあっても、優れたバランスのある動きの中の一つとなるよう、詳細な指示を胴体、手足、足先に与えます。この動きの中には、マインドフルネスが組み込まれています。荒い地形が私たちの中にマインドフルネスを目覚めさせます。山道を十回歩けば、私たちは、一歩一歩の問題を毎回違った方法で解決するでしょう。足で地面を歩み進むことは常に、その瞬間が持つ独自性から広がり展開していきます。

瞑想も同じです。この道には落とし穴もあり注意が必要ですが、瞑想を実践するための「正しい方法」などというものは本当にまったくありません。豊かな可能性を意識しながら、新鮮さをもってそれぞれの瞬間に出会うことが一番です。注意深く見つめ、その後、過ぎた瞬間にしがみつくことなく、次の瞬間へと手放します。そうすれば、それぞれの瞬間は新鮮で、それぞれの呼吸は新しい始まりとなり、新しく手放すものとなり、新しくそのままにしておく存在となるのです。石だらけの地形を進むことと同様に、ここには、「本来こうであるべき」というものはありません。もちろん、この道には、見るべきもの、理解するべきものはたくさんあります。しかし、夕陽を浴びて黄金色に輝く小麦畑や、山に昇る月を素晴らしいと思うよう誰かを強制できないように、これもまた強制できるものではないのです。このような瞬間には、話などはまったくしない方がいいでしょう。あなたができることは、その大きさと共に存在し、他の人たちもその瞬間にある静寂さの中で目にしてくれたらと願うだけなのです。夕陽や昇る月は、自らの言葉を使って、自らのカンバスの上に、自らを語ります。静寂はときに、自然が語りかけるための余韻を残すのです。

同じように、瞑想の実践においては、自分の直接的な経験を維持そして尊重し、これが本来自分が感じるべき、または見るべき、考えるべきことなのだろうかと心配しすぎないことが一番でしょう。あなたが岩の上を進む際に、バランスを保つための道を見つけ出す自分の足を信頼するのと同じように、この瞬間にあなた自身がする経験を信頼してみてはいかがでしょうか？　不安や、自分の経験（いかに小さな経験でも。通常、本当に小さな経験です）を誰かに認めてもらいたいと思うという強い習慣をものともせずにこのような信頼を練習すれば、深まるような何かがその道の途中で起こるのです。私たちの足や呼吸はいずれも、足元に注意するよう、マインドフルに前進するよう、すべての瞬間の中で心から寛ぐよう、足が私たちをどこへ連れていこうが私たちのいる場所に感謝するよう、教えてくれます。これ以上に素晴らしい贈り物があるでしょうか？

エクササイズ

瞑想の最中に次のような考えが浮かんだら、常に気をつけてください。「自分はちゃんとできているだろうか？」「これが感じるべき感情なのか？」「これが『本来起こるべき』ことなのか？」。これらの疑問に答えようとするのではなく、その瞬間のより深いところを見つめるようにしてみてください。その瞬間に、あなたの意識を広げるのです。呼吸と共に、そしてその瞬間が持つ独自の状況すべてと共に、その疑問を意識して保ちます。その瞬間に、「これ」がいったい何を、またはどこを意味するにせよ、「これがそうなんだ」ということを信頼しましょう。この瞬間における「これ」が何であろうと、深く観察し、マインドフルネスを持続したまま、一つの瞬間が次の瞬間へと展開していくさまを、分析することなく、妨げることなく、批評することなく、非難することなく、疑うことなく、そのままに任せましょう。ただ、観察し、包み込み、開き、その状態のままでいさせ、受け入れましょう。今です。この一歩だけ。
この瞬間だけ。

「私なりの方法って?」という瞑想

私たちは子どもに対し、いつも自分の思い通りになるわけではないということをすぐに口にし、さらに思い通りにしたいと思うことが悪いことであると示唆さえします。そして子どもたちが「ママ、どうしてダメなの?」「パパ、どうしてダメなの?」と聞いてくると、私たちは説明や忍耐をやめ、「そんなことはどうでもいいの。言うことを聞きなさい。大きくなったらわかるから」と言うことでしょう。

――・――

でもこれでは、ちょっとずるいどころか不公平ではありませんか? 私たち大人は、子どもたちとまったく同じように振舞ってはいないでしょうか? 私たちだって、可能であれば物事が常に自分の思い通りになってほしいと思っていませんか? 子どもと比べ正直さや大っぴらさが控えめなところを除けば、私たちは子どもたちとどう違うというのでしょうか? そして、もし私たちの思い通りにできるとしたら、どうなるでしょうか? それは何でしょうか? おとぎ話で、ランプの魔人や小人、魔女から望みを三つ叶えてあげると言われた人は面倒なことになっていたのを覚えていますか？

メイン州の人たちは、道を尋ねられた際に「そこにはここからは行けないよ」と答えることで知られています。人生という道に関してなら、こう言った方がより真実でしょう。「ここに完全にいて初めてそこに行けるんだよ」。この運命という織物のちょっとしたひねりに何人の人が気づいているでしょうか？　自分の思い通りにできれば、自分なりの方法というのが何であるのかわかるのでしょうか？　思い通りになれば、すべてが解決できるのでしょうか？　それとも、すぐにマインドレスになってしまう心の状態から衝動的に願いが叶えられるなら、私たちの人生はもっと大変なことになるだけでしょうか？

ここでの本当に興味深い質問は、「私なりの方法とはいったい何なのか？」です。「私なりの方法」、つまり真実の方法です。私たちは、自分の人生をここまで厳密に熟考することはあまりありません。私たちはどれほどの頻度で、次のような基本的な質問について時間をかけて考えるでしょうか？　「私は何者か？」「どこに向かっているのか？」「私が立っているのはどの道なのか？」「この方向は私に合っているのだろうか？」「今もし道を選ぶことができたなら、私はどの方向に向かうだろうか？」「私が切望しているもの、私の道とは何だろうか？」「私が心から愛しているのは何だろうか？」

「私なりの方法って何だろう？」と熟考することは、瞑想の実践に取り入れる素晴らしい要素となります。答えが見つからなくてもいいし、特定の答えが一つあるに違いないと考える必要もないのです。そんなふうにはまったく考えない方がいいでしょう。そうではなく、繰り返しこの疑問を問い続け、形作られる答えはすべて、やってくるままに、去るままにしましょう。瞑想の実践における他のすべてのことと同様に、私たちはただ、観察し、耳を澄まし、気に留めておき、そのままにしておき、手放し、そして質問をし続けるのです。「私なりの方法とは何か？」「私の道とは何か？」「私は何者なのか？」。

ここで意図しているのは、知らないということにオープンでいるということです。もしかしてそれは、「知らない」と認めるところに達することを自分に許してあげること、そして知らない自分を責める代わりに、知らないという状態の中でリラックスしてみることかもしれません。結局のところ、この瞬間において、これはあなたにとって物事がどのような状態なのかについての正確な陳述かもしれないのです。

このように問いかけることそのものが、新しい理解やヴィジョン、アクションへと通じます。問いかけることとは、しばらく経てから一つの形になります。それがあなたの存在に浸み込み、新たなバイタリティ、活力そして優雅さを、平凡さ、単調さ、日常へと吹き込むのです。問いかけることとは、あなたが問いかけるというより、問いかけること自体があなたになります。これは、あなたの心の最も近くに存在する道を見つけるよい方法です。結局のところ、この旅は雄大なものではありますが、覚醒や大胆な問いかけによって活性化されれば、より雄大になるのです。人間として、あなたは誰もが知っているヒーローの神話的な旅や、おとぎ話、アーサー王の冒険などの主人公なのです。男女を問わず、この旅路は生と死の軌跡、人間が生きた人生なのです。この冒険から逃げられる人はいません。ただ、人によって異なる取り組み方をするというだけです。

私たちは、展開していく自分の人生に共鳴することができるでしょうか？　私たち自身の人間性にうまく対処することができるでしょうか？　困難に出会ったときに、それに立ち向かうことができるでしょうか？　さらには、私たち自身を試すためや、成長するため、信念に基づいた方法で行動を取るため、自分自身に誠実であるため、自分なりの方法を見つけるため、そして究極的には、手にするためだけでなくそのものを生きるために、そうした困難を探し求めることができるでしょうか？

山の瞑想

瞑想に関していえば、すべての文化において元型的な重要性を持つ山は、多くのことを教えてくれます。山は聖なる場所です。人はこれまで、スピリチュアルな導きや再生を探し求めて山に篭ってきました。山は、世界で最も重要な中心の象徴であり（須弥山）、神々の住む場所であり（オリンポス山）、霊的指導者が神と出会い戒律と約束を与えられる場所（シナイ山）です。山は神聖なものとされ、恐れと調和、厳しさと威厳を具現化しています。私たちの惑星において何よりも高くそびえ、その純然たる存在感で引き付け圧倒します。その本質は、四大基本元素である岩です。岩のように硬い。岩のように頑丈。山は、人がパノラマ的な規模の自然界に触れることができ、自然界が生命の儚くも頑強な根と交わる交差点であることを感じられる、目に見える場所なのです。山は、有史以前にも私たちの歴史においても、重要な役割を果たしてきました。伝統を好む人にとっては、過去においてもそして今でも、山は母であり、父であり、守護者であり、保護者であり、盟友なのです。

瞑想の実践において、私たちの意図を強化し、単純な清らかさや簡素さをもってその瞬間を維持しようと決意するために、山が持つこうした素晴らしい元型的な質を「借りる」ことがときには役立ちます。私たちが何もしない世界で過ごすために座するたびに、心や身体の目に浮かぶ山のイメージは、そもそもなぜ瞑想をするのかという記憶やその本当の意味を新鮮にしてくれます。山は、不変的な存在や静寂を典型的に象徴しています。

山の瞑想は、次のように実践することができますが、あなたが個人的に抱く山の光景や山の意味と共鳴するよう変更することもできます。どのような姿勢でも行うことができますが、私は床の上に足を組んで座った姿勢が、身体の内も外も最も山のように見えるし感じられるので、最もパワフルだと感じます。山の中にいたり、山が見える場所にいることは役立ちますが、必ずしも必要というわけではありません。ここでパワーの源となるのは、内なるイメージです。

その姿があなたに直接訴えかけてくるような、あなたが知る限りまたは想像できる限りで最も美しい山を想像してください。あなたの心の目で、その山のイメージまたは感覚に焦点を合わせ、全体像、そびえるような山頂、地球の地殻にある岩盤に根ざした麓、急な斜面、または緩やかに傾斜した山面に注目してください。また、いかに巨大か、いかに不動か、遠くから見ても近くから見てもいかに美しいか――その姿と形による独特な性質が発する美しさにも注意してみてください。

もしかしたらあなたの山は山頂に雪が積もっており、麓近くには木が茂っているかもしれません。もしかしたら、突き出した山頂が一つあるのかもしれませんし、いくつも山頂が連なっていたり、高い高原のようになっていたりするのかもしれません。どのように見えていても、ただそこに座り、この山のイメージと共に呼吸をし、観察して、その質に注目してください。準備ができたら、その山を自分の身体に持ってきて、ここに座っているあなたの身体と心の目に映る山とを一つにできるかやってみてください。あなたの頭がそびえるような山頂になり、肩と腕が斜面になり、お尻と足が床や椅子に置かれたクッションに根ざした頑丈な麓になります。あなたの脊髄深くで、山のそびえた感じ、中心に軸が通り高揚した感じを体験してください。静寂の中で揺るぎない、完全な自分自身――言葉や考えを超越し、落ち着き、根づいた、不動の存在である、呼吸する山になるよう、自らを招き入れてください。

ご存知の通り、太陽が空を旅する一日の間、山はただ座っています。山がしっかりと静止している中、光や影や色はほとんどすべての瞬間において変化していくといっていいでしょう。素人目にも時間ごとの変化を見ることができます。これらは、クロード・モネのあの数々の名作を思い起こさせます。モネは、イーゼルを立て、光、影そして色彩の軽やかな動きが大聖堂、川または山を変化させる間に、無生物の対象物が持つ生命の流れをカンバスからカンバスへと刻々と描くという作風を持ち、その結果、作品を見るものの目を覚まさせます。光が変わる中、夜が昼を追い、昼が夜を追う中、山は、ただそのままの姿で座っているだけです。季節が移り変わっても、その瞬間ごと日ごとに天気が変わっても、じっとしています。静けさがすべての変化を受け入れています。

夏には、おそらく山頂や直射日光が当たらない場所にある岩山を除いて、雪はないでしょう。

秋には、山は火のように鮮やかな色彩でおおわれ、冬には雪と氷でおおわれた姿を見せるでしょう。どの季節でも、ときおり、雲や霧に姿を覆い隠され、また冷たい雨が打ちつけることもあるでしょう。訪れる観光客は、山がくっきりと見えなければガッカリするでしょうが、山にとってはすべて同じことです。姿を見られても見られなくても、太陽の中でも雲の中でも、灼熱でも極寒でも、ただそのまま座っています。ときには激しい嵐がやってきたり、考えられないほどの雪や雨や風に打ちのめされることもありますが、その間中ずっと、山は座っています。春がきて、鳥が再び木々の中でさえずり、裸だった木々に葉が戻り、高原や斜面に花が咲き、小川は雪解け水で満たされます。その間中ずっと、山は座り続け、天気、表面で起こっていること、見かけの世界などによって動じることはありません。

　このようなイメージを心に持って座ると、私たちの人生でほんの一瞬、数時間、数年で変わってしまうどんな物事に直面しても、同じように揺るぎなく動かないさまや根づいた感じを体現することができるのです。私たちの人生、そして瞑想の実践において、私たちは常に心と身体そして外側の世界の移ろいやすい性質を経験します。私たちは、光と影、鮮やかな色彩とぼんやりした淡褐色の時期をそれぞれ経験します。また、外の世界でも、私たちの生活や心の中でも、さまざまな激しさや破壊力を持つ嵐を経験します。強風、寒さや雨に打ちのめされ、暗闇や痛みに耐え、そして喜びや感情的高揚という味わい深い瞬間を受け入れます。私たちの外見でさえも、まるで山の外観同様に、天候の移り変わりや風化を経て常に変化していきます。

瞑想で山になることで、その強さや安定感と連携し、私たち自身がそれを身につけることができます。マインドフルネス、平静、明瞭さをもって一瞬一瞬と出会うための努力を支えるために、このエネルギーを活用することができます。私たちの考えや感情、私たちが夢中になっている事柄、感情的混乱や危機、さらに私たちに起こる出来事でさえ、山における天候のようなものだ、と見るための手助けとなるかもしれません。私たちはこれらを個人的に受け取ってしまいがちですが、これらの最大の特徴は、人格を持たないということです。私たち自身の人生における天候は、無視したり否定したりすべきものではありません。これらは、出会い、尊重し、感じ、あるがままに理解され、また私たちを死に至らしめる可能性を秘めているため高い自覚を持って意識されるべきものなのです。このように考えることで、その嵐の真っただ中で、これまで可能だと思っていた以上により深い静寂や静止そして英知を知ることができるようになります。私たちが聞く耳を持ちさえすれば、山はそれを教えてくれるのです。

しかし、このようにいろいろお話ししたところで、結局のところ山の瞑想は単なる道具、どこか他の場所を指差すその指にすぎません。私たちはなお、観察したうえで進まなければならないのです。より安定するために山のイメージが助けになるものの、人間は山よりももっと興味深く、複雑です。私たちは、呼吸し、動き、踊る山なのです。私たちは一方で、岩のように固く、頑丈で不動であることができ、同時に柔らかく優しく優雅でいることができます。私たちには、自由に使える多くの可能性があるのです。私たちは見ることができ、感じることができます。私たちは知り、理解することができます。特に、私たちが物事の内なる調和に耳を傾けることや、よいときも悪いときも山の中心となる軸を保ち続けることを学ぶことができれば、私たちは学び、成長し、癒すことができるのです。

エクササイズ

正式な瞑想の際に、心にこの山のイメージを保ち続けてください。静寂の中に身を置く能力、長い時間瞑想をする能力、逆境や困難、混乱、単調さに面した際に瞑想する能力を深めるために、これをどのように使えるか、探索してみてください。この練習から、あなたは何を学んでいるのか、自問してください。あなたの人生において変化する物事に対して、あなたの態度にかすかな変化が起こっていることがわかりますか？　毎日の中で山のイメージを持ち続けることができますか？　他の人の中に山を見ることができますか？　そしてそれぞれの山ならではの姿や形を受け入れることができますか？

湖の瞑想

山のイメージは、瞑想の実践を支え、瞑想をより色鮮やかで自然なものにする多くの手助けのうちの一つにすぎません。木々や川、雲、空のイメージも同じように役立ちます。イメージそのものが重要なのではありませんが、実践の視野を深め、広げてくれます。

湖のイメージが特に役立つと感じる人もいます。なぜなら、湖は一面に広がる水であり、そのイメージは横たわっている姿勢に結びつくからです（もちろん座った姿勢でも実践することができます）。水の本質は、岩とまったく同様に自然であり、水が岩を侵食するという意味では、私たちは水の性質が岩よりも強いものであるということを知っています。水はまた、受容性という魅力的な性質を持っています。水はすべてのものを受け入れるために分かれ、それから、元の姿に戻ります。ハンマーで山や岩を叩けば、その硬さにもかかわらず、もしくはまさに硬いがために、岩は削られ、砕け、粉々になってしまいます。しかしもし海や池をハンマーで叩いても、結果はハンマーが錆びるだけです。水の力における大切な美点は、ここに見ることができます。

湖のイメージを使って瞑想を実践するには、心の目に、湖、受容力のあるくぼ地の中で地球そのものに抱かれている水を思い浮かべてください。水は低い場所に溜まることを好むということを、心の目そしてあなた自身の心に書き留めてください。水は低きに流れ、包含されることを欲しています。あなたが思い起こす湖のイメージは深いかも、浅いかもしれませんし、青かも、緑かもしれません。濁っているかも、透き通っているかもしれません。風がなければ、湖面は平らです。鏡のように、木々や岩、空、雲を映し出し、一瞬のうちにすべてをその中に抱きます。風が湖に小波や荒波を立てます。明瞭に映っていた像は消えてしまいます。しかし太陽の光は、それでも小波の中で輝き、キラキラ輝くダイヤモンドが、軽やかに波の上でダンスするでしょう。夜がくれば、今度は月が湖の上でダンスをする番になるか、もし湖面が静かであれば、木々のシルエットや影と共に月が湖面に映し出されるでしょう。冬には、湖は凍るかもしれませんが、それでもその下では豊かな活動や生命が満ち溢れているでしょう。

あなたの心の目に湖の映像をしっかりと浮かべることができるようになったら、仰向けまたは座った姿勢で瞑想をする際に、その湖とあなた自身が一つになるようにしましょう。そうすることで、湖の水が、感受性が高く受容力のある地球のくぼ地に湖となってたたえられているように、あなたのエネルギーも意識の中やオープンさの中、そしてあなた自身への思いやりの中で保たれるでしょう。その瞬間ごとに、湖のイメージと共に呼吸し、湖を自分の身体のように感じ、近くにあるものをすべて映し出せるよう、心と感情をオープンで感受性の高い状態にしましょう。湖面に映る像や水がとても明瞭なときにも、そして湖面が荒れ、ギザギザした波が立ってかき乱され、湖面に映される像も深さも一時的に失ったときにも、それぞれ完全な静寂を経験してみましょう。その間ずっと、瞑想の中に身を置き、小波や波のようにやってきては消えてゆく、あなた自身の心と感情のさまざまなエネルギーの動き、儚い考えや感情、衝動や反応をただ心に留め、これらの影響を、風、波、光と影と湖面に映し出された映像、色彩、匂いなど、まるで湖で繰り広げられるさまざまに変化するエネルギーを観察するように、心に留めて見てみましょう。

あなたの考えや感情は、湖面をかき乱すでしょうか？　あなたはそれで大丈夫ですか？　さざ波が立った、またはうねった湖面は、湖として存在するうえで、または湖面を持つうえで、本質的で欠くことのできない側面だと思いますか？　湖面だけでなく、水全体とあなた自身を重ね合わせることができますか？　そうすることで、たとえ湖面が風に吹かれて乱れていたり泡立っていたりするときでさえも、湖面の下ではせいぜい穏やかなうねりを経験するくらいで、静かでいることができます。

同様に、瞑想の実践や毎日の生活の中で、あなたの考えや感情の内容だけでなく、表層意識の下に存在する、広大で揺るぎない気づきの宝庫と自分自身を重ね合わせることができますか？　湖の瞑想では、心と身体が持つすべての質を、気づきや受容の中で保つという意図を持って座します。それはまるで、湖が、太陽、月、星、木、岩、雲、空、鳥、光を反射し、湖の輝きや生命力、本質を引き出し際立たせる空気や風に抱きしめられながら、地球により保たれ、抱かれ、受け止められつつ座しているのと同じなのです。

エクササイズ

何か得ようとしたりせず、静寂の中で座りまたは横たわり、気づきの中に保たれ抱かれやすくするために、湖のイメージを使います。心が映し出すとき、混乱するときに注意してください。湖面の下にある静けさに注目してください。このイメージは、動乱のときに平常心を保つための新しい方法を示唆していますか？

歩く瞑想

座った姿勢では難しいと一度は感じたものの、歩くことで深い瞑想を実践できた人を、私は知っています。あなたが誰であれ、常に座っているわけにはいきません。また中には、座っているときに感じる痛みや動揺、怒りの度合いが高く、座り続けマインドフルでい続けることが実質的に不可能だという人もいます。でも、歩きながらであれば可能なのです。

伝統的な修道院のような環境であれば、座った姿勢による瞑想の時間の中に、歩く瞑想の時間が散りばめられています。これらは同じ練習なのです。歩くことは座ることと同じようにいことなのです。大切なことは、どうやって心を保つかということです。

正式な歩く瞑想の実践においては、歩くこと自体に注意を払います。たとえば、アメリカンフットボール全体に焦点を当てることもできれば、シフト、移動、ボールを置く、シフト、などと動きを切り離した断片として見たり、身体全体の動きとして見ることもできます。歩くことに対する気づきを、呼吸に対する気づきと結び付けることもできます。

歩く瞑想は、どこかに行くために歩くわけではありません。通常、ただ小道を行ったり来たりするか、環状にぐるぐると回るだけです。文字通り、行くところがないということで、今いるその場所にいやすくなります。結局同じことなのに、歩きながらどこか他のところへ行こうと頑張ることにいったい何の意味があるでしょうか？　難しいのは、本当にこの一歩と、この一息と共にいることができるか、ということです。

　歩く瞑想は、ごくゆっくりからキビキビしたスピードまで、どんなペースでも実践することができます。どのくらい足の運びに注意を向けることができるかは、どのくらいのスピードで歩くかによります。実践する方法は、足を出すタイミングがくるたびに一歩一歩踏み出すことと、そして完全に存在するということです。これは、まさに歩くその感覚を——あなたの足、脚、姿勢、足取りで、いつものように、その瞬間その瞬間、そしてこの場合はさらに、一歩一歩——感じるということです。これを、しゃれで「watching your step（足元を見る、つまり足元に気をつけるという意味）」というのもいいでしょう。ただしこれは、内なる観察です。本当に足元を見るということではありませんよ！

　座った姿勢での瞑想と同じように、歩くというありのままの経験から、あなたの意識を引き離そうとする物事が起こってくることでしょう。こうした知覚、考え、感情そして衝動、記憶と予感などが、座った姿勢で瞑想をしているときと同様に、歩いている間に浮かんでくるのです。究極的には、歩くことは動く静寂、流れるマインドフルネスです。

　正式な歩く瞑想は、非常にゆっくりと行う場合は特に、他の人たちから見られないところで行うのがよいでしょう。自宅の居間、野原、森の中の空き地などがいいでしょう。また、人気のないビーチもいいと思います。また、スーパーの中でショッピングカートを押せば、好きなだけゆっくりと歩くことができます。

歩く瞑想の練習は、どこでも行うことができます。形式張らない歩く瞑想の練習は、行ったり来たりして歩いたり、ぐるぐる回ることは行わず、普通に歩くだけです。歩道や職場の廊下をマインドフルに歩いたり、ハイキングに行ったり、犬の散歩をしたり、子どもと散歩をすることもできます。これには、あなたが今ここに、あなたの身体の中にいることを思い出すことを伴います。一歩一歩進むごとに踏みしめ、一瞬一瞬がくるたびに受け入れ、この瞬間に存在することを、単に自分に思い出させればいいのです。急いだり、じれったくなっていたりする自分に気づいたら、ペースを落とすことが、焦りを和らげてくれ、また今自分はここに存在し、あそこに到着するときにあそこに存在する、ということを思い出させてくれます。もしここを逃してしまったら、おそらくあそこも逃してしまうでしょう。もしあなたの心がここに集中していないのであれば、どこか他のところに到着したからといって集中はできないでしょう。

エクササイズ

どこにいても、歩くことを意識しましょう。少しスピードを落としてみましょう。身体の中そしてその瞬間に精神を統一しましょう。歩くことができない人も多い中、歩けるという事実に感謝しましょう。どれほど奇跡的なことなのかを理解し、少しの間、あなたの身体がとても素晴らしく機能することが当たり前だなどと思わないようにしましょう。母なる地球の上に垂直の状態で、自分が歩き回っているということを知りましょう。威厳と自信をもって歩きましょう。どこにいても、ナバホ族（＊訳注：アメリカ先住民の部族の一つ）の言葉にあるように、美の中を歩きましょう。

正式に歩くこともしてみましょう。座った姿勢での瞑想の前か後に、歩く瞑想の時間も試してみましょう。歩く瞑想と座る瞑想の間で、マインドフルネスの継続性を保つようにしましょう。十分でも、三十分でもかまいません。気にかけるのは時計の時間ではないことを、ここでも忘れないようにしてください。やめたいという衝動が一度や二度きた後まで頑張って続けるよう挑戦してみれば、歩く瞑想をより深く学び理解することができるでしょう。

立った姿勢での瞑想

立った姿勢での瞑想は、木から学ぶのが一番でしょう。一本の木のそばか、可能であれば数本の木立の中に立ち、一方向を見つめます。あなたの足が地面に根を生やしている様子を感じてみましょう。木がそよ風に揺れるように、あなたの身体がやさしく揺れる様子を感じてみましょう。動かずにじっとしたままで、呼吸と触れ合い、目の前にあるものすべてを吸収するか、または目を閉じて周りの環境を感じ取ってください。一番近くにある木を感じてみましょう。あなたの心と身体の両方で、その木に耳を澄まし、存在を感じ、触れてみましょう。

あなたの身体が立っている、呼吸している、存在している状態を一刻一刻の中で感じ、その瞬間にい続けられるよう、呼吸を使ってください。

心または身体がもうやめる時間だろうという最初の信号を発したとき、木々は何年も、ときに幸運であれば一生の間、立ったままでいることを思い出しながら、もう少しだけ立った姿勢のままでいてください。木々が動かないことや触れることに関して何か教えてくれることがないか、様子を見てみてください。結局のところ、木々は根や幹で地面に触れ、幹や枝で空気に触れ、葉で太陽の光や風に触れています。立っている木が訴えるのは、触れるということだけです。短い時間でもいいので、この方法で立つということを自分でも実験してみてください。自分の肌で空気に触れること、地面に触れる足の感覚、世界の音、光と色と影のダンス、心のダンスに触れることに取り組んでください。

エクササイズ

森の中、山の中、川のそば、自宅の居間、またはバスを待っているときなどどこでも、このようにして立ってみましょう。一人でいるときなら、近づきやすく、オープンで、受け入れやすく、辛抱強い感じで、枝や葉っぱのように手の平を空に向けて広げたり、腕をさまざまなポーズにして伸ばしたりしてみるのもいいでしょう。

横たわった姿勢での瞑想

眠り込んでしまわないようにすることができるのであれば、横たわった姿勢での瞑想は素晴らしいものです。もし寝てしまっても、瞑想から入った睡眠はとても寛いだものとなるでしょう。覚醒状態へ戻った最初の瞬間に完全に意識を戻すことで、瞑想と同じように睡眠から目覚めることができます。

あなたの身体が横たわっているとき、他のどの姿勢でいるときよりも、もっと簡単に身体全体を思いきり解き放つことができます。筋肉が、あなたをコントロールするためのほんの少しの努力をもやめたとき、身体はベッドやマット、床または地面に沈み込むことができます。これは、筋肉やそれを司る運動細胞のレベルでの深い解放です。オープンかつ目覚めたままでい続けるようにあなたが許可すれば、心は素早くそれに従います。

横たわった姿勢での瞑想において、身体全体を意識の対象物として使うことは至福の喜びです。肌の外層全体で呼吸し温かさを発している自分の身体を、頭からつま先まで感じることができます。呼吸をするのは身体全体であり、生きているのも身体全体なのです。身体全体にマインドフルネスをもたらすことで、あなたの存在や活力の中心として自分の身体全体を取り戻し、あなたが誰であれ、「あなた」は、単にあなたの頭に存在するだけではないことを自分自身に思い出させることができます。

また、横たわった姿勢での瞑想を実践する際、さまざまな部位に対して流動的もしくは秩序立った方法で焦点を当てることもできます。私たちのクリニックでは、横たわった姿勢での瞑想を四十五分間の「ボディ・スキャン」という方法で紹介しています。誰もがすぐに四十五分間座って瞑想できるようになるわけではありませんが、ボディ・スキャンは誰もが行うことができます。ただここに横になり、身体のいろいろな部分を感じ、そしてそれを手放せばよいのです。ボディ・スキャンは、特定の順番で身体の部分を移動していくという意味では秩序立っています。ただし、方法は一つに限りません。頭から脚あるいは脚から頭に向かってスキャンすることもできれば、右から左へ、左から右へとスキャンすることもできます。

練習する一つの方法としては、あたかもつま先や膝、もしくは耳で息が吸え、これらの場所「から」息が吐けるかのように、身体のさまざまな部分に向けて内側へ息を吸い込み、息を吐き出すことです。準備ができたと感じたら、呼吸を吐き出すときにその部分を一緒に解き放ち、筋肉が解き放たれ、静寂の中にあなた自身が落ちていき、意識を開き、心の目（あなたの想像）の中で解き放った部分が消えていくようにしてください。その後、次の身体の部分に移ってそことつながり、新しく呼吸を吸い込みます。可能な限り、すべての呼吸は鼻から行ってください。

ただし、ボディ・スキャンのように秩序立った横たわっての瞑想でなくともかまいません。好きなように身体の特定の部分に焦点を当てることもできますし、痛みや問題を抱えた部分など、あなたの意識を占める部分に焦点を当てることもできます。オープンさや配慮、受容を持った心でその部分に入っていくことは、特に定期的に実践すれば、非常に深遠な癒しをもたらすことができます。まるで細胞や細胞組織、そして精神や心、身体全体や魂に深い栄養を与えるように感じるのです。

横たわった姿勢での瞑想はまた、あなたの感情的な身体に触れるためのよい方法でもあります。私たちは、本物の心臓と同様に、比喩的な、想像上の心臓を持っています。心臓の部分に焦点を当てることが、胸部狭窄感や圧迫感、重苦しさなどに意識を傾けることに役立つこともありますし、さらに、これらの身体的な感覚のすぐ下に存在するかもしれない、苦悩、悲しみ、孤独、失望、自分には価値がないという思い、怒りに気づくことに役立つこともあるでしょう。私たちは、心が折れた（broken heart）や心が冷たい（hard-hearted）、心が重い（heavy-hearted）などと口にしますが、これは私たちの文化において、心臓（heart）は私たちの感情的な人生が座する場所として知られているからです。心臓（heart）はまた、愛、喜び、慈悲が座する場所でもあり、またそれらの感情は同様に、あなたが気づくたびに注目し、尊重する価値があるものなのです。

慈悲の瞑想のように、特殊な方向に分化された多くの瞑想実践法は、比喩的な心臓を広げて開くための特別な感情的状態を自分の中に作り出すよう、特に方向づけられています。受け入れること、許すこと、慈悲を持つこと、寛大さ、そして信頼はすべて、意図的に心臓の部分に集中し注意を持ち続けることや、正式な瞑想の実践の一環としてそのような感情を呼び覚ますことで強化されます。しかしこれらの感情はまた、瞑想の実践中に自然発生的に生まれてきた際に、ただそれらを認識することや、意識の中で直面するだけでも強化することができます。

身体の他の部分もまた比喩的な意味を持っており、このような意識を持ちながら横たわった姿勢やその他の姿勢を取り、瞑想の中で取り組むことができます。太陽神経叢は、太陽のように光り輝く性質があり、太陽のように身体そして活力の重心に位置しており、しっかりと中心がとれている感覚に触れるのに役立ちます。喉は私たちの感情を声にしてくれ、収縮した状態でもオープンな状態でもいることができます。心がオープンであっても、ときに感情は「喉に詰まる」こともあります。喉の部分のマインドフルネスを育てれば、スピーチや声質――一方では強烈さ、スピード、とげとげしさ、大きさ、自動性、他方では柔らかさ、優しさ、感受性など――そしてその内容とより触れ合えるようになります。

物質的な身体の各部分にはそれに呼応する感情的な身体があります。つまり、たいていは私たち自身がまったく意識しないところに、私たちにとってより深い意味を持った地図があります。成長を続けるために、私たちは継続的に、感情的な身体を活性化し、耳を傾け、学ぶ必要があります。起きた際に、普通に起き上がるのとは違った体験をする覚悟があるのなら、横たわった姿勢での瞑想は、この点において大いに役立ちます。古くは、文化や神話、宗教的儀式は、私たちが持つ感情的な身体を活性化させ、その活力や非永続性を尊ぶ過程を手助けしていたものでした。こうしたことは通常、その一族や文化で完全な大人であるとはどういうことかを若者たちに教育することを役目とする、コミュニティの年配者によって執り行われる、成年儀式にて行われます。感情的な身体の発達の重要さが認識されることは今日ではあまりありません。私たちは、男性であれ女性であれ、完全な大人になることについてほぼ自分自身の裁量に任されています。年配者自体も、愛情のこもった世話をすることがなくなったために質が変わってきて、若者や子どもたちの感情的な活力や信頼性の目覚めをどのように指導したらいいかに関する集合的知識はもはや存在しません。マインドフルネスは、このような古くからの知恵を私たち自身や他者の中に再び目覚めさせることに寄与するかもしれません。

私たちは人生において非常に長い時間を横たわって過ごすため、横たわった姿勢での瞑想は、別次元の意識へ簡単に行くことができる入り口となります。寝る前、そして目覚めの際、休んでいるときや寛いでいるときに、その瞬間瞬間に呼吸と身体を一つにして、身体を以下のことで満たし横たわること自体が、マインドフルネスを練習する機会となります。気づきと受容、傾聴、傾聴、耳を澄ます、耳を澄ます、成長、成長、手放し、そのままでいる……。

エクササイズ

横たわっているときに、自分の呼吸に意識をあわせてください。呼吸が身体全体を動いていく様子を感じてください。足、脚、骨盤と性器、お腹、胸、背中、肩、腕、喉と首、頭、顔、頭頂部など、身体のさまざまな部分で呼吸と共に存在してください。注意深く耳を傾けてください。存在するものすべてを感じるようにしてください。身体の中の感覚が流れ変化する様子を観察してください。

寝るときだけでなく、意図的に横たわった瞑想を行うようにしてみてください。ベッドの外で、床の上で、一日のうちに異なる時間で行ってください。ときには、野原や草地、木の下、雨の中、雪の中で行ってみましょう。

眠りに落ちる際、そして目覚める際に、身体に対して特に注意を向けてみましょう。たとえ数分であれ、可能であれば仰向けになって、真っ直ぐに手足を伸ばし、身体を呼吸全体として感じてみてください。身体の中で問題のある部分を特別に意識して、その部分が身体全体の一部であるという感覚を取り戻し、身体全体として一つに戻るよう、呼吸を使って取り組んでください。あなたの感情的な身体を心に留めてください。「直感」（＊訳注：身体の内側から湧いてくるような本能的感覚）を大切にしてください。

少なくとも一日に一回、床に横たわりましょう

身体を床に横たえるとき、時間が止まったような独特の感覚がすることがあります。それは、ボディ・スキャンのように、横たわった姿勢での瞑想を実践するときかもしれませんし、マインドフルなハタ・ヨガを行うように、まずこの方向で、次に別の方向で、とやさしくかつしっかりと身体の限界に向かって体系的に働きかけているときかもしれません。

部屋で低い姿勢を取っているということだけでも、心をスッキリさせてくれます。もしかしたらそれは、床に直接腰を下ろすということが普段あまりないため、私たちが持つ習慣的な神経的パターンを破り、身体の扉とも呼べる突然できた開口部を通じてその瞬間へと招き入れるのかもしれません。

ハタ・ヨガの実践は、動き、ストレッチし、呼吸し、ポーズを取り、腕や脚、胴体を使って伸ばしたり持ち上げたりする間に浮かんでくるさまざまな感覚や考え、感情に意識を持っていきつつ、自身は完全に自分の身体の中に存在するという考えです。ヨガの基本的なポーズは八万以上にも及ぶといわれています。身体に対する新たな挑戦がすぐに底をついてしまうということはないでしょう。ただし私の場合は、おそらく二十かそこらのポーズからなる主要な決ま

った動きに立ち返ることが多く、それらのポーズはこの数年、身体のさらに深い部分、さらに深い静寂へと私をいざない続けてくれています。

ヨガは、動きと静止を融合させます。ヨガはこのうえなく健康的な習慣です。他のマインドフルネスの実践と同様に、何かを達成しようと努力するものではありません。しかしあなたは実際に、この瞬間に身体の限界に向かってきっぱりと動いているのです。手足、頭、胴体を非日常的な空間的形態で伸ばしたり持ち上げたり、バランスを保ったりすることに伴う、かなり強い感覚があるだろう領域を探索しているのです。そこであなたは、ただ呼吸し、ただ身体を感じながら、通常はあなたの心の一部がもういいと思うより長い時間、留まります。あなたはこれによってどこかに突き進もうとしているわけではありません。誰か他の人の身体と勝負しているわけでもなく、ましてや自分自身の身体を改善しようとしているわけでもありません。自分の身体がどんな様子か批評しているわけでもありません。あなたは単に、強烈さや不快感(この不快感は、限界を超えるまでに無理をしているのでなければ、いかなる場合であれ穏やかなはずです)などを含めたあらゆる経験の中で、平静の中に存在し、あなたの身体の中でこれらの瞬間が花開くのを味わっているのです。

同様に、熱心な実践者にとって、定期的なこうした実践を身体が喜び、自然と変化していくことに気づくのは、難しくはないでしょう。力の入ったポーズの合間に、「そこに向かっている」という感覚が起きることはよくあり、そして同時に、床の上に横たわり、身体がより深く伸び、または手放す状態に沈んでいくうちに、「今、ただそのまま」という感覚も起きます。何も強要せず、私たちは、体と心という縦糸と横糸、床、そして世界と触れ合い、それらと一つになるよう最善を尽くすのです。

エクササイズ

一日に一度は、三～四分程度だけでも床に横たわり、呼吸や自分の身体が伝えてくる言葉に意識を集中し、マインドフルに身体を伸ばしましょう。これが今日のあなたの身体であることを思い出させてあげましょう。ちゃんとそれに触れ合っているか、確認しましょう。

実践していないことが実践していることです

ときに私は、ヨガを実践していないことが、ヨガを実践していることと同じであるということを指摘するのが好きです。ただし、これを聞いた人が、実践していてもいなくても同じであるといっているのだと誤解しないでほしいと私は願っています。私がいわんとしているのはただ、ヨガの実践に立ち返るたびに、しばらくヨガをしていなかった影響を目のあたりにするということです。ですから、ある意味、続けるよりいったんやめて再び始める方がより多くを学ぶことができるのです。

―――・―――

もちろんこれは、たとえば、あなたの身体がいかに静寂さを感じるかとか、ポーズを取り続けることがいかに大変かとか、心がいかにイライラし始めるかとか、呼吸に集中し続けることにどのように抵抗するか、などといったことに気づいて初めていえることです。これらのことは、あなたが床に座り膝を抱えて頭をその方向にまっすぐ引き寄せるときには、気づかない方が難しいものです。しかしここで話しているのがヨガではなく人生そのものであれば、気づくのは難しくなります。それでも、同じ原理が当てはまります。ヨガと人生は、異なる方法で同じことを述べています。マインドフルでいることを忘れたり疎かにしたりすることは、常にマインドフルでいる場合よりも多くを教えてくれる可能性があります。私たちは「マインドレス」になる傾向を頑固に持っていますから、マインドフルを忘れることは簡単にできます。重要なのは、マインドフルネスに立ち返るという点です。

エクササイズ

毎日の瞑想やヨガの実践という規律を守っている時期と、そうでない時期で、ストレスの感じ方やストレスへの対処の仕方にどう違いがあるか、気づいてみましょう。心がそこにない（マインドレスな）無意識の行動、特にそれらが仕事関係や家庭でのプレッシャーから誘発されたときに注意し、こうした行動による結果を自覚できるか試してみましょう。実践している時期、そして実践していない時期に、それぞれあなたは自分の身体の中でどのように振舞いますか？　何もしないことを覚えておくということへのあなたのこだわりに、何か起こりましたか？　定期的に実践しないことが、時間に対する心配や特定の結果を出すことへの心配に対して、どのように影響しますか？　あなたの人間関係にはどのように影響しますか？　最も心がそこにないあなたの行動パターンの一部は、どこからやってくるのでしょうか？　何がきっかけでそれは起こりますか？　今週、正式な実践がしっかりできたか否かにかかわらず、あなたがこうした無意識の行動パターンをまさに取ってしまっているその中で、それを意識できる準備はできていますか？　実践しないことは、困難を伴う実践であるという意味が理解できますか？

慈悲の瞑想

私たちはお互いにつながっているため、お互いの悲しみに共鳴します。一人で完全でありながら、同時にそれより大きな全体の一部であるということは、私たちは単に自分自身を変えることで世界を変えることができるということです。もしこの瞬間に私が慈悲の中心になれば、すなわち、おそらく小さいながらもそれなりに重要な程度に、世界はその瞬間より前の時点にはなかった慈悲を手にしたことになります。これは私に恩恵をもたらし、他者へも恩恵をもたらします。

あなたは、自分に対してさえも常に慈悲の中心にいるわけではないことに気づいているかもしれません。実際のところ、私たちの社会において、自尊心の低さが蔓延していることを口にする人もいるでしょう。一九九〇年にダラムサラで行われたダライ・ラマとの会議での対話で、西洋の心理学者が自尊心の低さを口にした際、ダライ・ラマは非常に驚いていました。ダライ・ラマの英語力は非常に高いにもかかわらず、このフレーズは何度かチベット語に通訳され直す必要がありました。彼はただ、自尊心が低いという観念を把握することができなかったのです。ついに何のことか理解した際、アメリカではそれほど多くの人たちが自己嫌悪や自分は不十分であるという深い思いを抱いていると聞いて、彼は明らかに悲しんでいました。

そのような感情は、チベット人の中では実質的に聞いたことがないものだったのです。彼らは、第三世界に暮らすという抑圧からくる問題、難民特有の耐え難いあらゆる問題を抱えていますが、その中には自尊心の低さはないのです。しかし、皮肉にも私たちが「先進国」と呼ぶこの世界と触れることで、未来の世代には何が起こるか誰にもわかりません。もしかしたら私たちは、外側においては発展しすぎており、内側においては未発展なのかもしれません。もしかしたら私たちこそが、豊かさにもかかわらず、貧しさの中で生きているのかもしれません。

慈悲の瞑想を通じ、この貧しさを是正するための一歩を踏み出すことができます。いつものように、あなた自身に対してから始めます。思いやり、受容、大切に思う気持ちが、あなた自身の心に生まれるように働きかけてみてはいかがでしょうか？　座った姿勢での瞑想で、何度も何度も呼吸に意識を戻さなければならないのと同様に、何度も何度も繰り返して行う必要があるでしょう。私たちが抱く傷は深いため、心はすんなりと受け入れてくれはしないでしょう。それでも、まるで母親が傷ついた、または怖がっている子どもをありったけの無条件の愛情をもって抱いてあげるように、実践の時間中、気づきと受容の中で自分を抱いてあげることを、実験として試してみてはいかがでしょうか？　もし他者に対してまでとはいかなくとも、自分に対する許しを深めることはできますか？　そもそも、この瞬間に自分を幸せへと招き入れることは可能でしょうか？　大丈夫だと感じることはできますか？　そもそも幸せの土台は、この瞬間に存在していますか？
慈悲の瞑想は次の通りに行いますが、どうかこれらの言葉を実践と取り違えないでください。いつもの通り、言葉は単に道を示す道しるべにすぎないのです。

——・——

まず姿勢と呼吸に意識を集中してください。そして、あなたの心またはお腹から、思いやりと愛の感情またはイメージが放射され、あなたの存在全体を満たすようにしましょう。すべての子どもがそうであるように、あなた自身も慈悲を受ける価値のある存在として、意識の中で自分をあやしてあげましょう。あなたの意識が、善意に満ちた母親のエネルギーと善意に満ちた父親のエネルギーの両方を体現するようにしましょう。そのエネルギーは、この瞬間にあなたの存在に対する認識と尊重、さらにおそらくあなたが子どもの頃に十分受け取らなかった思いやりをあなたに与えます。この慈悲のエネルギーを浴び、まるで長いこと破損していたけれど、ずっと渇望していた栄養をようやく与えてくれる命綱のように、そのエネルギーを吸い込み、吐き出しましょう。
あなたの中に、平穏と受容の感情を招き入れましょう。中には、ときおり自分自身に次のように言ってあげることが役立つと感じる人もいます。「私は無知と関わることがありませんように。私は欲や憎しみのない状態でいられますように。私は苦しみませんように。私は幸せでありますように」。ただし、これらの言葉は、ただ慈悲の感情を生み出すことを目的としています。これらは、自分自身の幸福を願うものです。私たちが恐れや忘れっぽさが原因でしばしば自分自身に作り増やしてしまう問題から、今、少なくともこの瞬間に自由になるという思いを、意識的に形作った意思なのです。

一度あなた自身を、あなたの存在全体から慈悲を放射する中心として確立してしまえば（慈悲と受容の中に自分自身を抱く状態です）、あなたは、この泉から飲み、その中で身を浸し、自身を生まれ変わらせ、栄養を与え、活性化させ、永久にここに存在することができます。これは身体と魂にとって、非常に深遠な実践となり得ます。

さらにこの実践をさらに先へと進めることができます。あなたの存在の中に光を放つ中心を確立したので、慈悲を外側に向けて発し、それをあなたの好きなところどこへでも向けることができます。まずは身近な家族にそれを向けるといいでしょう。もしお子さんをお持ちなら、心の目と心そのものにお子さんを抱き、その子たちの本質的な存在を思い描き、その子たちの幸運や、不必要に苦しむことがないよう、世界における本来の自分の姿を知ることができるよう、人生において愛と受容を経験するよう願いましょう。その後、パートナーや配偶者、兄弟、親などに進めていきましょう。

ご存命か亡くなっているかにかかわらず、両親に慈悲を向けることもできます。両親の幸運を願い、孤独や痛みを感じないよう願い、両親に敬意を払うのです。もしこれを行うことができると感じ、自分にとって健康的であり開放感を味わえると感じたら、イェイツの一文「なぜ、彼女の存在として、彼女は何ができたであろうか？」を思い出しながら、自分の心の中に、両親の欠点や両親が抱く恐れ、そして間違った行為や引き起こしたであろう苦しみを許す場所を見つけてみましょう。

ここでやめる必要はありません。慈悲の思いは、あなたが知っている人であれ、知らない人であれ、誰に対してでも向けることができます。その人たちにも恩恵を与えるかもしれませんが、あなたの感情的な存在に磨きをかけ、それを広げることで、あなた自身にも確実に恩恵をもたらします。こうした広がりは、あなたが苦手とする人、嫌いな人または嫌悪感を抱いている人、あなたを脅した人または傷つけた人に対して、あなたが意図的に慈悲を向けることで成熟します。また、あらゆるグループの人々――抑圧された人、苦しんでいる人、人生が戦争や暴力、憎悪に巻き込まれてしまっている人すべてに対し、彼らがあなたと異なりはしないこと――彼らにも愛する人たちがいて、希望や憧れがあり、安全や食事、平和へのニーズがあることを理解し、慈悲を向ける練習をすることもできます。そして慈悲をこの惑星自体、その栄光と無言の苦しみ、環境、小川や河、空気、海、森、木々、動物に至るまで、集合体または個体を対象として広げることができます。

瞑想またはある人の人生で行う慈悲の実践において、自然にやってくる限界などありません。

慈悲の実践とは、お互いに関連しているということに対する認識が、継続的に絶え間なく拡大することです。そしてまた、それが具現化したものです。あなたが一本の木または一輪の花、一匹の犬、一つの場所、一人の人またはあなた自身を一瞬の間、愛することができるとき、その瞬間の中に、すべての人、すべての場所、すべての苦しみ、すべての調和を見つけることができるのです。この方法で実践することは、表面的には何かを変えようとしたり、何かを得ようと努力することのように見えるかもしれませんが、実際はそうではありません。では何であるのかというと、すでに存在しているものを明らかにしているのです。慈悲は常にここにあり、他のどこかにもあり、実はあらゆるところに存在しています。通常は、慈悲に触れ、そして触れられる私たちの能力は、私たち自身の恐れや傷の下、私たちの欲や憎悪の下、そして私たちが必死にしがみついている、私たちは本当に分離していて孤独なのだという錯覚の下に、埋もれているのです。

実践の中で、そのような感情を目覚めさせることで、まるでヨガで筋肉や靭帯、腱の抵抗に逆らってストレッチするように、そしてヨガやその他あらゆる種類の瞑想において、私たちの精神や心にある限界や無知に逆らってストレッチするように、私たちが持つ無知の境界線に逆らってストレッチするのです。そしてそのストレッチの中で、ときに痛いこともありますが、私たちは成長し、自分自身を変え、世界を変えるのです。

エクササイズ

瞑想の実践中に、どこかのタイミングで、自分の中にある慈悲の感情と触れ合ってください。この練習に対して拒絶する気持ちがあればそれはなぜなのか、またはあなたが愛されない、受け入れられない存在であると感じる理由が何であるのか、解明できるか試してみてください。これらすべてを単なる考えだととらえてみてください。まるで愛情に溢れた母親か父親の腕に抱かれた子どものように、慈悲の温もりと受容の中に身を浸すことを自分に許してあげるよう、実験してみてください。そして、これを他者へ、さらに外の世界へ向けて遊んでみてください。この練習において限界はありませんが、愛情を込めて世話をした庭の植物のように、他の練習同様、継続的に注意を向けることで慈悲は深まり成長します。あなたは他の人や地球を救おうと努力していいるわけではないことに気をつけてください。それよりも、あなたはただ彼らを気づきの中で抱き、彼らに敬意を払い、彼らの幸運を祈り、思いやりと哀れみ、受容をもって彼らの痛みに心を開くのです。この過程の中でもしこの練習が、あなたが世界に対してこれまでと異なる行動を取るように求めるのであれば、そうした行動も慈悲とマインドフルネスを体現するようにしましょう。

第Ⅲ部

マインドフルネスの精神をもって

火のそばに座る

その昔は、いったん陽が沈んでしまうと、人々が使える明かりといえば、日々姿を変える月と大空に広がる星を除けば、火だけでした。何百万年もの間、私たち人間は、冷たさと暗さに背を向けて火の回りに座り、炎や燃える木片を見つめていました。もしかして正式な瞑想は、ここから始まったのかもしれません。

火は私たちにとって快適なものであり、熱、光、そして保護の源であり、危険でありながら細心の注意を払いさえすれば思いのままにできるものでした。そのそばに座ることで、一日の終わりにリラックスすることができました。この暖かく揺らめく光の中で、物語を話したり、終わったその日について話をしたり、もしくは心が絶え間なく姿を変える炎の中に映し出されるのを、あるいは真っ赤に燃える景色の中の魔法の世界を眺めながら、ただ静かに座っていることができました。火のおかげで暗闇は耐えられるものとなり、火は私たちを安心して安全でいられるという気にさせてくれました。心を落ち着かせ、頼りになるもので、元気を回復させ、瞑想的であり、生存するためには不可欠なものでした。

この必要性は、私たちの日常から生まれたものであり、火があればどんな場合でもほぼすべてが静寂となります。今日のペースが速い世界では、火は非実用的で、特定のムードを演出するためにときおり使用する贅沢品です。外の光が薄暗くなってきたら、私たちはただ電気のスイッチを入れればいいだけです。世界を好きなだけ明るく照らして、目覚めている時間すべてを忙しさや何らかの行為で満たし、いつもの生活を続けることができます。昨今の生活は、私たちが自ら意図的にそれを求めない限り、ただ存在するためだけの時間を十分に与えてはくれません。十分な明かりがなくなって、それまでやっていたことをやめなければならないという定刻は、もはやなくなりました……ギアを変え、その日の活動を終えるために毎晩やってきた、昔は存在していた決まった時間というものは、今の私たちにはないのです。昨今では、火のそばで心を静かに落ち着けられる貴重な機会はほとんどありません。

代わりに、一日の終わりにはテレビや青白い電気のエネルギーなど、火よりもエネルギー的に劣るものを見ます。自分以外の誰かの心から発せられた音や画像による絶え間ない襲撃に私たちは屈し、それらは情報や雑学、他人の冒険や興奮、欲求で私たちの頭を満たしてしまいます。テレビを見ることで、一日のうちに静けさを経験するための余裕がさらに少なくなってしまいます。これは時間、空間、そして静寂、眠気を吸い上げ、私たちを無意識の消極性へと陥れてしまうのです。スティーヴ・アレン（＊訳註：アメリカのコメディアン兼俳優）は、テレビを「目の風船」と呼びました。新聞も大差ありません。それ自体は悪いものではないのですが、私たちはたいてい、もっと充実して過ごせたかもしれない多くの貴重な瞬間を、それらを使って自分から奪おうとしてしまうのです。

娯楽や気晴らしを外から吸収するという中毒的な魅力に屈する必要などありません。温かみや静寂、内なる平和という、私たちの内側にある自然な切なる思いに立ち返らせる、それに代わる習慣を身に付けていくことができるのです。たとえば、呼吸をして座るとき、これはまるで火のそばに座っているようなものです。呼吸を深く見つめながら、私たちは少なくとも、燃える石炭や残り火、炎の中に見るのと同じように、私たち自身の心が踊っているその影を見ることができます。ある種の温かみも生まれてきます。そしてもし本当に何かを得ようと努力せず、この瞬間にそのまま、ただここにいることを自分に許すなら、今よりもっと素朴だった時代には人々が火のそばに座ることで見つけていた、古代の静寂に——考えや感情が渦巻くドラマの裏側や内側で——簡単に出会うことができるのです。

調和

病院の駐車場に車をとめようとしていると、頭上を数百羽のガチョウが飛んでいきます。空高く飛んでおり、鳴き声は聞こえません。最初に気づいたことは、ガチョウたちは明らかに、自分たちがどこに向かっているのかがわかっているということです。ガチョウは北西に向かって飛んでいますが、あまりにも多くの数がいるため、その編隊は遠く、十一月上旬の太陽が地平線から顔を出している東にまで伸びています。先頭のガチョウが飛んでくるそのとき、そのはっきりとした目的意識のある集合体の気高さや美しさに私は突き動かされ、車の中で紙とペンをつかみ、絵心のない手と目で可能な限りその形を描き取ります。さっと書きつけるだけでいいのです……ガチョウはすぐに飛んでいってしまうでしょうから。

ガチョウの群れは数百羽がV字型になっていますが、より複雑な形を作っているものも多くいます。すべては動き続けています。彼らの描く線は優雅さと調和の中で上がったり下がったり、まるで空中に波打つ布のようです。明らかに、ガチョウたちはコミュニケーションを取り合っています。それぞれがどういうわけか、この複雑かつ常に変わり続ける形の中で、自分がどこにいるのか、どこにいるべきか、どこに属しているのか、わかっているのです。

私はなぜか、ガチョウの飛来を幸福に感じました。この瞬間は、贈り物です。私が大切だと知りながらも、通常はあまり目にする幸運に恵まれない何かを見て共有することを許されたのです。その一部はガチョウの野性であり、また別の一部は、ガチョウが体現する調和、秩序、美です。

この移動を目撃している間は、私が通常経験する時間の流れは止まっています。その模様は、科学者が「カオス的」と呼ぶ、雲の形状か木の形のようです。そこには秩序があり、その中には、無秩序が組み込まれているものの、それまでもが秩序を保っているのです。私にとって、これはただただ、不思議さと驚嘆の贈り物なのです。自然が、私が今日出勤する際に、一つの小さな出来事において、あるがままがどんなものであるかを見せてくれ、私たち人間がいかに少ししか知らないか、そしていかに私たちが調和に感謝しないか、調和を見ることさえもしないかを思い出させてくれているのです。

そしてその晩、私は新聞を読みながら、南フィリピンの高台にある雨林の伐採から生じたすべてのつけは、裸にされた地球が水を蓄えることができなくなり、抑制が利かない状態となり、通常の四倍の水量が低地になだれ込み、その地域を一九九一年に襲った台風で何千という貧しい住民が溺れたときまで明らかにはならなかった、という記事に目を留めました。人気の車用ステッカーに「Shit Happens（酷いことは起こるものさ）」というものがあるように、酷いことが起こるものです。問題は、私たちはあまりにも多くの場合、その酷いことにおける自分たちの役割を見たがらないことです。物事の調和を軽んじると、間違いなくリスクが伴います。

自然の調和は、私たちの周りや私たちの中に常に存在しています。それを知覚することは、素晴らしい幸せをもたらす機会となります。しかしながら多くの場合、あとから思い返したときや、なくなったときに初めて、その真価が認められるのです。体調が万全なときは、体調のよさには気づかないものです。頭痛がしないことは、あなたの大脳皮質にとって一大事ではないのです。歩くこと、見ること、考えること、排泄すること、といった能力は自立しているため、自動機能や無意識という景色の中に溶け込んでしまいます。痛みや恐れ、または喪失感だけが、私たちを目覚めさせ、物事に焦点を当てさせます。しかしそれまでは調和はなかなか見えにくく、私たちは人生という川の中で、まるで急流や滝のようなそれ自体がより難解かつ微かなレベルの秩序を持った混乱の中にいつの間にか巻き込まれてしまうのです。ジョニ・ミッチェル（＊訳注：アメリカの女性歌手）が、「なくなってしまうまで、それがどれほど大切なのかわからないもの……」と歌っているように。

車から降りると、私はガチョウという旅人たちに向かって、必然的に近代的な病院の駐車場の上空に、ワクワクするような一服の自然の野性味をもたらしてくれたことに、心の中で一礼します。

エクササイズ

この瞬間の調和を知覚するために、無意識のヴェールをはがしましょう。雲の中、空の中、人々の中、天気の中、食べ物の中、あなたの身体の中、この呼吸の中に、調和を見つけることはできますか？　観察して、さらによく観察して、まさにここで、今すぐにです！

早朝

仕事を持っていたわけでもなく、食事をさせて学校に送り出さなくてはならない子どもがいたわけでもなく、早起きをしなければならない理由は何もありませんでしたが、早起きをして夜明け時に池で水浴びをするのが、ウォールデンに住んでいたときのソローの習慣でした。精神的訓練として、ソローは内なる理由でこれを行っていました。「あれは宗教的儀式であり、私が行ったことの中で最も素晴らしいことの一つだった」。

ベンジャミン・フランクリンもまた、早起きに関する有名な格言で、早起きによって手に入れることができる、健康、富、知恵という徳を称賛しています。フランクリンは口先だけではありませんでした。実行もしていたのです。

早起きの徳とは、一日にさらに多くの忙しさや労働時間を課すことではありません。その反対です。それは、その時間の静寂や孤高、そして意識を拡大し、沈思するための時間として使う可能性や、存在するため、そして意図的に何もしないための時間を作ることの可能性から生まれるのです。平穏、暗闇、夜明け、静寂——これらすべては、早朝をマインドフルネスの実践に向けた特別な時間にするために貢献してくれます。

早起きには、一日の始まりに本当に幸先のよいスタートを与えてくれるという、付加価値があります。もしあなたが、マインドフルネスと内なる平和のしっかりした土台から一日を始めることができれば、実際に動き始め活動を開始しなければならないときに、その行動は、あなたという存在から流れ出す可能性がより高くなるでしょう。それがどれほど緊急で重要であれ、ベッドから飛び起きて必要や責任に駆られて一日を始めるより、強固なマインドフルネス、内なる落ち着き、心のバランスを一日中自分の中で維持できる可能性が高まるでしょう。

早起きのパワーは非常に大きく、正式なマインドフルネスの実践がなかったとしても、ある人の人生に深遠な影響を与えることさえあります。ただ毎日、夜明けを目の当たりにすることでも、それ自体が、あなたの目を覚ませてくれるものなのです。

でも私は、正式な瞑想にとって早朝はふさわしい時間だと感じています。他の誰も起きていません。この世の多忙はまだ始まっていません。ベッドから出て、私は通常、一時間何もすることなく、ただ存在することだけに専念します。二十八年経っても、その魅力は褪せません。ときには、起きるのがつらくて私の心や身体が抵抗することもあります。しかし、やりたくないと思っても、それでも実践することが、その意義の一つでもあるのです。

毎日の規律における主な魅力の一つに、一時的な気分の波から解放されるということがあります。瞑想するために早起きすることを自らに義務づけることで、特定の朝だけ早起きしたいとか、したくないということと無関係になります。この実践は、私たちをより高い水準へといざなうのです――それは、目覚めていることの大切さと、気づきや感受性が欠如した機械的に生活するパターンへと陥ってしまうことがいかに簡単かを思い出すことです。何もしないことを実践するために早起きすることは、それ自体が作業なのです。それは私たちの原子を並び替えるのに十分な熱を生み出し、新しくて強い結晶の束のような心と身体を与えてくれ、その束のおかげで私たちは正直にいられ、その束は私たちに、物事をこなすだけが人生ではないということを思い出させてくれます。

規律は、昨日どんな一日を過ごし、今日はどんな一日を期待しているかということとは無関係な一貫性を提供してくれます。私は特に、それがハッピーであっても、そうでなくても、非常に重要な出来事が起こったり、私の心や状況が混乱に陥っていたり、やらなければならないことが山積していたり、感情的になっていたりするときにこそ、ほんの数分でも、正式な瞑想の実践を行う時間を作ろうと努力します。こうすることで、そのような瞬間が持つ内なる意味を見逃すことが減り、むしろそれらの瞬間をよりうまく切り抜けられるかもしれないからです。

朝早くに、マインドフルネスの中で地に足をつける（グラウンディングをする）ことによって、物事は常に変化していること、よいことも悪いことも起こっては去っていくこと、そして、いかなる状況に直面しても、一貫性、英知、内なる平和という考え方を体現することは可能であることを、自分自身に思い出させているのです。実践するために早起きをするという毎日の選択をすることは、この考え方の現れです。私はときに、これを私の「慣習」と呼んでいますが、これは慣習とは程遠いものです。マインドフルネスは慣習とはまったく対極にあるものです。

もし通常起きる時間より一時間早く起きることに気乗りしないのであれば、三十分、もしくは十五分、あるいは五分だけ早く起きることを試してみればいいのです。大切なのは、その心意気です。たとえ五分であれ、朝に行うマインドフルネスの実践は貴重です。そして五分でさえ、犠牲にした睡眠は、私たちがどれほど睡眠に執着しているか、そしてだからこそ、自分たちのためにいかに短い時間であれ何もせずに目覚めている時間を作り出すためにどれだけ自制心と決心が必要であるかを、気づかせてくれることでしょう。さして成し遂げるものがあるわけでもなく、考え続ける心は常に、今朝どうしてもやらなければならないというすごいプレッシャーがあるわけでもないのだからという、とてもごもっともな言い訳をしたり、おそらく早起きをしない本当の理由である、今必要なのは長めの睡眠なのだから、明日から始めればいいじゃないか、という言い訳をするのです。

このように、心の片隅から上がってくる、しごく予測可能な抵抗を克服するために、前夜のうちから、どんな考えが湧き上がろうと起きるんだ、と決心する必要があります。これが本当の志向性や内なる規律というものです。単に、やると自分に約束したからやるのであり、心の一部がやりたいと思うか思わないかにかかわりなく、約束の時間に実行するのです。しばらくしたら、この規律があなたの一部となります。これは単に、あなたが選んだ新しい生き方なのです。「しなければならない」ということではなく、自分に無理強いすることでもありません。あなたの価値観や行動が、単にシフトしたというだけなのです。

あなたがまだこうしたことへの準備ができていないのであれば（もしくは準備できていたとしても）、それが何時であれ、目覚める瞬間、つまり、新たな一日の最初の瞬間を、マインドフルネスの瞬間としていつでも活用することができます。動き出す前でさえ、呼吸はすでに動いているのだという事実に気づいてみてください。ベッドに横たわっているあなたの身体を感じてください。それを真っ直ぐ伸ばしてみましょう。次のことを自問してみてください。「私は今、目覚めているだろうか？　新しい日という贈り物が自分に与えられたということを、わかっているだろうか？　そのために私が目覚めるだろうか？　今日はどんなことが起こるだろうか？　今の私には、よくわからない。何をしなければいけないかを考えるこのときに、知らないという事実に私は心を開くことができるだろうか？　今日という日を冒険としてとらえることはできるだろうか？　今このときが、可能性に満ち溢れているととらえることはできるだろうか？」。

エクササイズ

自分が普段起きる時間よりも早い時間に起きることを、自分に約束してみましょう。

それを行うだけで、あなたの人生が変わります。どのくらいの長さであれ、その時間を、存在する時間、意図的な覚醒状態の時間としましょう。この時間を、覚醒以外で埋めることはしたくないはずです。その日にしなければならないことを頭の中であらかじめ考えて、あなたの体より「先に」生きる必要などありません。これは、時間などない時間、静寂の時間、存在の時間、自分自身と共にいる時間なのです。

また、目覚めるその瞬間、ベッドから起き出す前に、自分の呼吸に触れ合い、あなたの身体の中にあるさまざまな感覚を感じ、そこにあるかもしれないあらゆる考えや感情に気を留めて、マインドフルネスがこの瞬間に触れるようにしましょう。自分の呼吸を感じることができますか？　呼吸の一つ一つに、夜明け（始まり）を感じることができますか？　この瞬間に、呼吸が自由にあなたの身体に入っていく感覚を楽しむことができますか？「私は今、目覚めているだろうか？」と自問してみてください。

直接触れること

私たちは誰もが、物事がどうであるとか、何が起こっているのかという概念を与えてくれる現実というものに対して考えやイメージを持っていますが、それはたいてい、他の人たちから得たものだったり、学校で得たものだったり、読んだ本、テレビ、ラジオ、新聞、一般的な文化などから得たものだったりします。その結果として、私たちは目の前にあるものや、私たちの内側に存在するものを見るのではなく、多くの場合、自分や他の人たちの考えを見てしまいます。通常、私たちは自分が今何を感じているかについて、もうすでに知っていて理解していると思い込んでいるため、わざわざそこに目を向けたり確認したりすることはありません。そうしたことから、私たちは新鮮な出会いの不思議や活力に心を閉じてしまう可能性があります。注意しなければ、直接触れることができるということすら忘れてしまいます。基本的なことと
のかかわりをなくし、それに気づかないことだってあるでしょう。私たちは、自分と経験の間に自ら置く、喪失感、隔たり、不必要な距離を感じることなく、自らが作った夢の現実に生きることもできます。これを知らないと、私たちは精神的にも感情的にも、より疲弊してしまうでしょう。しかし、私たちが世界に直接触れるようになれば、素晴らしくて類のない何かが起

こることもあり得るのです。

私のよき指導者であり友達であり、また高名な物理学者であるヴィッキー・ウェイスコプフは、直接触れるということについて、次のような感動的な話をしてくれます。

数年前、私はツーソンにあるアリゾナ大学に、数回にわたる講義を行うために招かれました。私は、キットピーク天文台に行くことができると思い、喜んでお受けしました。そこには、私がこれまでずっと覗いてみたいと思っていた、非常に強力な望遠鏡があるのです。望遠鏡から何か興味深い物体を直接見ることができるよう、私は主催者に、夜に天文台を訪問する機会を作ってくれるようお願いしました。ところが、この望遠鏡は写真撮影やその他の調査活動のため常に使用されており、不可能であると告げられました。ただ物体を眺めるだけの時間などないというのです。それならば、と私は答えました。講義をするためにそちらに行くことはできません、と。数日後、私が望む通りにすべてアレンジできたと連絡がありました。素晴らしく晴天の夜、その山へと車を走らせました。星や天の川が激しく輝き、まるで触れそうなくらい近くに感じました。私はドームに入り、コンピューター式の望遠鏡を作動させていた技術者に、土星やいくつもの銀河を見たいと言いました。これまで写真でしか見たことがなかったものをすみずみまで、自分の目で、そして最大限の鮮明さで観察できることは、素晴らしい喜びでした。それらをじっくりと見ていると、その部屋には人がたくさん入ってきて、その人たちもまた、一人一人、望遠鏡を覗いていきました。私は、彼らがこの天文台に所属する天文学者であり、自らが調査を行っているその対象物を、これまで直接見る機会が一度もなかったことを聞かされました。彼らにとってこの出会いが、このように直接触れることの大切さを悟らせることになったことを、私は願っています。

（ヴィクター・ウェイスコプフ、The Joy of Insight）

エクササイズ

あなたの人生が、少なくとも月や星と同じくらい興味深くて奇跡的であると考えてみてください。あなた自身と、あなたの人生に直接触れるということの間に邪魔をしているのは何ですか？　それを変えるために何ができますか？

他に何か私に話したいことはありますか？

もちろん、直接触れるということは、医師と患者の関係においては、最小限の接触というわけにはいきません。私たちは、医学生が、この相互関係を理解し、自分自身の感情が巻き込まれ、共感的に話を聞く必要があるからといって恐れて逃げたりせず、患者を病気の組み合わせや、診断と治療を実践する機会としてだけ見るのではなく、人間として扱えるように、時間をかけて指導します。

直接触れるということは、あまりにも多くのことに邪魔をされることがあります。医学のこのレベルに関して、非常に多くの医師が、きちんとした訓練を受けていないのです。医師たちは、効果的なコミュニケーションがどれだけ大切であるかということや、ヘルスケアと呼ぶわりにはあまりにも多くの場合が単なる症状のケアとなってしまっていることに気をつけなければならないことに気づかないままなのです。もし患者本人が除外されてしまっていたら、たとえ病気のケアが十分であったとしても、不十分なのです。

私の母は、自分の懸念を真剣に扱ってくれる医師を見つけることができずに、憤慨していました。母はきちんと歩くことができず、さらに痛みも酷かったため、自らの意思で通院したのですが、そこで母の腰を人工のものにした整形外科医はレントゲン写真を見ながら、良好に見える（「最高ですよ」が、彼が使った言葉でした）とコメントをしつつも、母の本物の、生身の腰と脚を見ようともしなかったことや、さらに母が何度も主張するまで母の訴えを認めようともしなかった、という出来事がありました。医師はそのレントゲン写真で十分だ、母に痛みなどあるはずはないと確信してしまっていたのです。母は痛みを感じていたのに。

医師は気づかぬうちに、その仕事や道具、医学検査、技術的な用語の向こう側へと身を隠してしまうことがあります。口にしようがしまいが、ユニークな考えや恐れ、価値観、関心事、質問を持った個人、一人の人間としての患者と、直接触れ合いたがらないのです。医師はたいてい、それが未知で恐ろしい可能性を秘めた領域であるため、自分がそのようなことを行う能力を持っているとは思っていません。一つには、医師自身が、自分自身の考え、恐れ、価値、関心事そして疑念を見ることに慣れていないため、他の人のこうしたことはたいへんな脅威だと感じてしまうのかもしれません。また、こうした感情を吐き出させるような時間がないと感じたり、うまく対応できないと感じたりしてしまうのかもしれません。しかしながら、患者から最も求められるのは、ただ、耳を傾け、そこにいて、病気だけでなくその人をきちんと受け止めてほしい、ということなのです。

そのため、私たちは大学の医学生に、他の多くのことと一緒に、問診の最後に「他に何か私に話したいことはありますか？」という、自由に回答できる形式の質問をするよう教えています。生徒たちには、患者が自分のニーズや、そしておそらくそこにいる本当の理由を考えることができるような精神的な余裕を与えるように、間を置く、もし必要であれば長い間を置くように勧めています。もし医師が特に注意を払わなかったり急いでいたりする場合は、最初やその次の回に話題に出されるものでないばかりか、まったく話題に出されないことすらあります。

ある日の教員養成のセッションで、他の教育機関からきたとある専門家たちが、問診の研修プログラムについて説明していました。そこでは、ビデオテープを使用して、学生が患者に問診するスタイルに関して、直接的なフィードバックを与えていました。ある時点で彼らは、各学生が一人の患者に最後の質問「他に何か私に話したいことはありますか？」と尋ねている非常に短いシーンばかりを集めたビデオを見せました。これらのビデオを見せる前に、何が起こっているかに気をつけて見て、後で報告するというタスクが私たちに与えられました。

3つ目のシーンが流れる頃、私は床の上で笑い転げたいのを必死で堪えていました。驚いたことに、すぐに意味を悟った人もいましたが、かなり多くの人たちは目が点になっていました。次から次へと流されるビデオすべてで、同じことが起こっていましたが、それはまるで目と鼻の先にある多くのことのように、なかなか見えないものだということは明らかでした。

実にすべてのビデオにおいて、医学生が問診を終える際に言うよう教えられてきたこと、つまりは「他に何か私に話したいことはありますか？」を言っている間に、誰も彼もが顕著に首を横に振り、言葉によらないメッセージで「ダメです、どうかこれ以上、私に何も言わないでください！」という思いを伝えていたのでした。

あなた自身の権限

私が勤める医療センターで仕事を始めた頃、ポケットの部分に「医学部／カバットジン博士」と丁寧に刺しゅうされた長い白衣を三着渡されました。これらは、一度も着ないままドアの裏側に十五年間掛けたままになっています。

―――・―――

私にとって、白衣とはまさに私の仕事には必要ないものの象徴です。おそらく医師にとっては、権限を意味するオーラや、患者へのポジティブなプラシーボ効果を拡大するので、よいものだとは思います。聴診器をちょうどいい角度でポケットから覗かせれば、さらにそのオーラは増大します。若い医師はときに、その熱意のためにさらに上を行こうとして、さりげなさを慎重に計算して聴診器を首にかけたりします。

しかし、ストレス軽減クリニックで働く場合、白衣はまったくの妨げになるのです。白衣を着ていれば、私を「ミスター・リラクゼーション」、「落ち着いた先生」、「知恵と慈悲そのものの人」と見る人たちからの投影をすべて本人たちに投影し返すために、私は時間外労働を強いられることになります。マインドフルネスをベースとしたストレス低減プログラムにおいて大切なこと——さらにいえばもっと広い意味での健康促進——は、人が、自分自身に権限を与え、自分の人生、自分の身体、自分の健康にもっと責任を持つように意欲を掻き立て、励ますことなのです。私は、誰もが自分自身に対する世界的権威なのだ、もしくは少なくとも、物事にマインドフルに注意を向けるようになれば、そうなる可能性があるのだ、ということを強調したいと思います。自分自身について、そして自分の健康についてもっと学ぶために、私たちそれぞれが必要な情報——成長し、癒し、効果的な人生の選択を行うための、本当に必要な情報——の多くは、すでに私たちのすぐ手元に、すぐ目前にあるのです。

私たちの健康や、満ち足りた生活によりしっかりとかかわるために必要なことはただ、より注意深く耳を傾けること、そして耳にすることを信頼すること、私たち自身の人生、身体、心そして感情が発するメッセージを信頼することとです。このようなかかわりや信頼の感覚は、医学においてあまりにも多くの場合に足りない要素です。私たちはこれを、治療のため、またはよりうまく対処するため、ほんの少しだけでもより明確に見えるようにするため、少しだけ主体的にいられるようにするため、もっとたくさんの質問をするため、より巧みにやっていくため、「患者の内なる資源を動員すること」と呼んでいます。これは、熟練者による医療に代わるものではありませんが、もしあなたが本当に健康的に生きたいのであれば、それを補完するために必要なものなのです――特に病気や障害、健康面の問題、そして多くの場合よそよそしく、威圧的で、無神経で、ときには、医師の診断だけに頼った医療制度に直面する場合、余計にそうであるといえるでしょう。

そのような姿勢を身に付けるということは、自分自身の人生を作り出すということであり、つまりは、ある程度の権限を自分で担うということです。それには、自分を信じることが必要となります。悲しいことに、心の奥底では、私たちの多くが自分を信じていません。

マインドフルな探求は、自尊心の低さを癒すことができますが、それは自分を低く見積もることは、現実に関する誤算であり誤解であるという簡単な理由によるものです。あなたが瞑想で自分の身体もしくはたとえ呼吸だけでも観察し始めれば、非常にはっきりと、このことがわかります。あなたの身体でさえも奇跡的なのだということをすぐに理解することでしょう。意識的な努力をすることなく、その瞬間に素晴らしい成果があります。尊厳に関する問題は、主に過去の経験によって色づけられた私たちの考えに起因します。私たちは短所だけを見て、大げさに受け止めてしまうのです。同時に、私たちは自分の素晴らしい点を当たり前のこととして考えるか、認めることをまったくしないのです。おそらく、私たちは子どもの頃に受けた、深くていまだ血を流している傷にはまり込み身動きが取れなくなっており、また、私たちは黄金の性質も持っているのに、それを忘れているか、まったく気づいていないのでしょう。傷は大切なものですが、私たちの内なる美点、思いやり、他者への親切、身体の英知、考える能力、物事の道理を理解する能力も同様に大切です。さらに、物事の道理について、私たちは自分が思うよりも多くのことを知っています。それにもかかわらず、バランスの取れた方法で見る代わりに、私たちはしばしば、他者に対して、彼らは大丈夫、私は大丈夫じゃない、ということを投影する習慣に固執してしまうのです。

　他の人が私にこんなふうに投影すると、私は飛んで逃げます。本人たちが何をしているのかわかってくれるよう、そして彼らが持つ私に対するポジティブなエネルギーは本来、彼ら自身のものだということを理解してくれるよう願いながら、できる限り常識的に、本人たちに投影し返します。ポジティブさは、彼ら自身のものなのです。それは彼らのエネルギーであり、彼らはそれを保ち、活用し、その源に感謝する必要があるのです。どうして彼らは自らのパワーを引き渡さなければならないのでしょうか？　私は自分の問題で手一杯なのですから。

どこに行っても、そこにいるのはあなたです

逃げ道などないということに、気づいたことはありますか？　あなたが向き合いたくなくて、逃げようとしている物事や、覆い隠してそこには存在しないことにしている物事は――特に、それがずっと前からの習慣や恐れに関係しているのならなおさら――遅かれ早かれ、あなたに追いついてしまうということに気づいたことはありますか？　非現実的に考えるなら、ここがよくないのであれば、ただあちらに行けばよいだけで、物事は変わるだろう、ということになります。この仕事がよくないのであれば、仕事を変える。この妻がよくないのであれば、妻を変える。この町がよくないのであれば、住む場所を変える。もしこの子どもたちが問題ならば、面倒を他の人に任せる。ここにある根本的な考えとは、あなたが抱える問題の理由は、あなたの外側――場所、他の人たち、状況――にあるということです。場所を変え、状況を変えれば、すべてがうまくいく。最初からすべてやり直せる、という考えです。

このように物事を見ることの問題は、あなたの頭や心、そしてあなたの「カルマ」とも呼ばれるものをあなたが持ち歩いているという事実を、都合よく無視しているという点です。どんなに頑張っても、あなたは自分から逃げることはできません。それにしても、純粋な希望的観

測以外のいったいどんな理由で、他の場所なら物事が違ったり、よくなったりすると思うのでしょうか？　もし実際にこうした問題が、あなたが見て、考えて、行動するパターンに起因して起こっているのであれば、遅かれ早かれ同じ問題がまた起こることでしょう。あまりにも多くの場合、私たちが人生に取り組むのをやめるから、そして物事の状態に対して責任を取ることをしたがらないから、困難に取り組むこともしたがらないから、人生はうまくいかなくなります。どれほど困難であろうが、本当は今ここにある状況の真っただ中で、明瞭さ、理解、変容を得ることは可能であるということを私たちはわかっていません。私たちの自我にとっては、自らの問題の関与を他人や境遇に転嫁する方が、より簡単でより脅威が少なくなるのです。

落ち度を見つけ、責め、必要なのは外側の変化であり、あなたの成長や幸せを妨げ押しとどめる力から逃げることであると信じることの方が、よっぽど楽です。これらすべてについて自分を責めることとすらできますし、さらに究極の責任逃れとして、自分がどうしようもない混乱を招いたとか、修復不可能なほど傷ついたと感じながら逃げることもできます。いずれの場合も、自分は本当の変化や成長ができないと信じてしまい、また自分をそこから外すことで他人にこれ以上大きな痛みを与えないようにしなければいけないと信じているということです。

こうしたものの見方による被害者は、そこら中にいます。実質上どこを見まわしても、壊れた人間関係、崩壊した家庭、駄目になった人たちを見つけることができます――適切な人、適切な仕事、適切な場所、適切な本がすべてをよくしてくれるという藁にもすがる思いで、ここからあそこへ、この仕事からあの仕事へ、この恋人からあの恋人へ、この救済論からあの救済論へ、迷子になって、根無し草の状態でさまよい歩いています。もしくは、疎外感を抱き、愛されないと感じ、それがいかに誤った考えであれ、絶望の中で、心の平和を探すことやそれを試すことさえも諦めてしまうのです。

瞑想そのものは、自分の問題に対する答えや解決策を、他のどこかで探すというパターンから逃れられるようにしてくれるわけではありません。ときに人々は、特別な何か、特別な教え、特別な人間関係、そして自己認識や解放へと続く扉を開ける一瞬の「気分の高揚」を求め、あるテクニックから他のテクニックへ、または師から師へ、伝統から伝統へ、いつまでも乗り換え続けていくのです。しかしこれは、ひどい思い込みや、痛切でおそらく最も苦痛なものから、目を逸らすための終わりのない冒険になりかねません。恐れや、はっきりと見ることができるよう誰か特別な人に助けてもらいたいという憧れから、人はときに瞑想の師と不健康で依存的な人間関係に陥ります。それがいかに素晴らしい師であろうと、究極的には自分自身で内的な取り組みを実行しなければならないこと、そしてその取り組みとは常に、自分自身の人生から行われることを忘れているのです。

中には、師が導く瞑想合宿の場を、よりじっくりと自らを深く見つめるための機会ではなく、人生に溺れないようにするための方法として誤用してしまう人もいます。このような場では、ある意味、すべてが楽になります。生きるための最低限必要なものは世話をしてもらえます。

世界が意味をなします。私がここでしなければならないのは、ただ座り、歩き、マインドフルでいて、今に焦点を当て、面倒見のいいスタッフが料理をしてくれ、食事を与えてくれ、内なる取り組みをしっかりと行った、人生において大きな理解や調和を体得した人たちが話してくれる素晴らしい知恵を聞き、より自分の人生を満喫するよう変容を遂げ、刺激を受け、この世の中で生きていく術を理解し、自分の問題をよりよい視点で見られるようになるのです。

おおまかにいえば、これはすべて当たっています。よい教師と、合宿という環境における長い時間他から隔離された瞑想は、非常に価値のあるもので、癒されるものです。ただし、それはもし合宿で浮かび上がるすべてに目を向ける覚悟があるならば、ということです。しかしそこにはまた、気をつけなければならない危険が伴います。合宿が世の中における自分の人生からの隠れ家となり、その人の「変容」は結局のところ、うわべだけのものになってしまうという危険です。もしかしたら合宿後二〜三日、数週間、数カ月はもつかもしれませんが、その後はいつものパターンとよどんだ人間関係に戻り、物事がより深遠で明確な、あなたがよりよい人間になれる、次の合宿や次の素晴らしい教師、それともアジアへの巡礼、その他の非現実的な幻想を心待ちにするようになるのです。

こうした考え方や見方は、あまりにもよく見られる罠です。長い目で見れば、あなた自身からうまく逃れられることなどなく、変容があるのみです。ドラッグや瞑想を使おうが、お酒、リゾート、離婚、退職という手を使おうが、関係ありません。今の問題にしっかりと直面し、現状の粗さそのものがあなた自身の粗さにやすりをかけ、滑らかにしてくれるようマインドフルネスをもって心を開かない限り、成長につながる解決などないのです。言い方を変えれば、あなたは進んで人生そのものをあなたの師としなくてはいけないのです。

これが、今ここにあるものと共に自己を見つめるという取り組みへの道です。つまり、今いる場所、今ある人間関係、今あるジレンマ、今の仕事なのです。マインドフルネスのやりがいとは、気づくとあなたが陥っているまさにその状況に取り組むこと――それがどんなに不快で、やる気をそぎ、不自由で、果てしなく、行き詰まったように見えても――そして損失を諦めて先へ進む前に、自分を変革させるためにそのエネルギーを使い、出来得る限りのことは必ずすべてすることにあります。まさにこの場所で、真の取り組みがなされる必要があるのです。

ですから、もしあなたが自分の瞑想の実践が退屈だとかよくないなどと思ったり、自分のいる場所の状況がよくないとか、ヒマラヤの洞窟やアジアの寺院、南の島のビーチ、自然の中での合宿にいたらもっと物事はよくなり、瞑想ももっとちゃんとできるのに、と思っているのであれば……もう一度考え直してみてください。あなたがその洞窟やビーチ、合宿に到着しても、そこには、ここですでに手にしているものと同じ心、同じ身体、まったく同じ呼吸をしたあなたがいるのです。洞窟で十五分ほどの後、孤独になるかもしれませんし、もっと光がほしいと思うかもしれませんし、天井から頭に水が滴り落ちてくるかもしれません。ビーチにいたなら、雨が降ってくるかもしれませんし、寒いかもしれません。合宿にいたなら、教師、食べ物、もしくは部屋が気に入らないかもしれません。嫌なことは常にあるのです。ですから諦めて、自分がどこにいても自宅にいるのと同じだということを認めてはどうでしょうか？　その瞬間に、あなたは自分の存在の中核に触れ、マインドフルネスを招き入れて癒してもらうのです。もしあなたがこれを理解すれば、そのとき初めて、洞窟、寺院、ビーチ、合宿所が、それらの本来の豊かさを与えてくれるようになるでしょう。しかし、他の瞬間や場所でも、同じことなのです。

上階へ行く

毎日の生活の中でマインドフルネスを実践する場所はたくさんあります。私にとって「二階に行くこと」がよい実践の場です。自宅にいるとき、一日に何百回とこれを行います。通常は、二階から何か取ってくる必要があるとか、二階にいる誰かと話す必要があるとかですが、長期的には私は下の階にいたいので、二つの場所で板挟みになることがよくあります。探し物を見つけたり、トイレに行ったり、何でもいいのですが、それらを済まして結局は下の階に降りていくのに、二階に行くのです。

――・――

そういうことで、私はしょっちゅう、どこか他の場所に行きたいという私自身のニーズや、起きてほしいと私が思う次のこと、行きたいと思う次の場所に引っ張られています。急いで階段を上がっているとき、いつも一段飛ばしなのですが、ときどき、半狂乱のダッシュのさなかに、そんな自分に驚いている心理状態にいることがあります。私は、少し息を切らしていることを自覚し、心臓がドキドキして心が急いでいることや、その瞬間の私の存在全体が、とある急ぎの用件（たいていは私が二階に到着する頃には手に入らなかったりするのですが）によって突き動かされていることに気づきます。

このエネルギーの波を、私がまだ階段の下や階段をちょうど上がり始めた頃に意識の中でとらえることができるとき、私はときどき、階段を上る足を緩めます――この瞬間にしっかりと存在するための少しの時間も待てないほどに、行かなければならない場所などどこもなく、取ってこなければならないものなど何もないということを思い出しながら、一歩ずつ進むのはもちろん、本当にゆっくりと一歩につき一回の呼吸サイクルくらいのスピードで進むのです。

これをするよう覚えておくと、私はそこまでの道中でより自分の感覚に触れ、上の階段に到着する頃にはより落ち着いた状態になるようです。また、外側の焦りなどはほとんどないことに気づきました。内側で慌てているだけで、通常それは、イライラからくるものであったり、また、あまりにも微妙で注意深く耳を澄まさないと気づかないものから、その勢いをそぐものなどないくらいに支配的なものまで、心が伴わないさまざまな心配からくるものです。しかしそれでも、私はそれに気づき、その結果にも気づくことができ、するとこの気づきはそれ自体が、こうした瞬間における心の動揺の中で自分を見失ってしまわないように手助けしてくれます。そして、おそらくご想像がつくと思いますが、これは階段を下るときにも効果があります。しかし下りでは、私にとっては重力の勢いが働いているので、物事をゆっくりとさせることが、より難しいことになります。

エクササイズ

自宅で普段繰り返し行っていることを、マインドフルネスを実践する招待状として使いましょう。玄関に行く、電話に出る、話をするために家族を家の中で探す、トイレに行く、洗濯機から洗濯物を出す、冷蔵庫をのぞきに行くといったことはすべて、スピードを落とし、それぞれの瞬間により触れるための機会として活用できます。呼び出し音が最初に鳴ったときに、電話や玄関にあなたを押しやる内なる感情に気づいてください。その前の瞬間にあなたが生きていた人生からあなたが外れてしまうほど、どうしてそんなに速く反応しなければならないのですか？　こうした行動を、もっと優雅にすることはできますか？　自分がいる場所に、常にもっとしっかりと存在することができますか？

また、シャワーを浴びる、食事をするといったことに対して、もっとその瞬間に存在するように努力してみましょう。あなたがシャワーを浴びているとき、本当にシャワーを浴びていますか？　肌の上に水を感じますか？　それとも考えに没頭してどこか他の場所にいて、すっかりシャワーを浴び損なっていませんか？　食事もまた、マインドフルネスの実践をするのに最適な機会です。食べ物を味わっていますか？　自分がどれほど速く、どのくらい、いつ、どこで、何を食べているか気づいていますか？　一日が展開する際に、丸一日を、そこに存在したり、何度も何度も現在の瞬間を、自分の意識に戻す機会にすることができますか？

ボビー・マクファーリンを聞きながらガスレンジを掃除する

台所のガスレンジを掃除している間、私は自分を失うことも発見することも同時にできます。マインドフルネスの実践の場としては珍しいものですが、これは素晴らしい実践の場になります。定期的に行うわけではないので、できるようになるまでは相当大変で、目指すべき掃除のレベルがたくさんあります。私は、終わる頃までにはまるで新品のレンジに見えるくらいにしています。

――・――

重曹で強く擦ればこびりついた食べ物を取り除けるけれど、表面の仕上げ加工を傷つけるほどではないタワシを使います。バーナーの部品や下にある鉄板、さらにつまみまで外し、最後にやっつけるために流し台に浸けておきます。そして、あるときはグルグル回転させながら、またあるときは前後に動かしながら、レンジの表面を隅々まで擦ります。これは場所と汚れのトポロジー（位置関係や形）によります。私は、自分の身体全体の動きを感じながら、グルグル回したり前後に擦ることに夢中になり、もはや、キレイにするためにレンジを掃除しているのではなく、ただ、私の目前で物事がゆっくりと変わる中、動いて、動いて、見て、見るのです。最後に、湿ったスポンジで表面を注意深く拭きます。

ときに音楽がこの経験を拡大してくれます。静かに作業する方がいいと思うときもあります。ある土曜日の朝、レンジを掃除する機会が生じたとき、ボビー・マクファーリン（＊訳注：アメリカのレゲエ歌手）のテープがプレーヤーから流れていました。掃除はダンス、歌、音、リズムそして私の身体の動きが一つになり、融合し、音が動きと共に展開し、たくさんの感覚が私の腕に伝わり、必要に応じてタワシの上にある指の圧力を転調させ、こびりついているかつての料理の跡はゆっくりと形を変え消えていき、音楽と共に意識の中ですべてが上昇し下降していきます。存在という大きなダンス、今というときの祝福。そして、最後に、綺麗になったレンジ台。通常はそのようなことに自分の功績を主張する内なる声（「私がどれだけレンジ台を綺麗にしたか見ただろう?」）そしてそれを認めてもらいたがる内なる声（「いい仕事しただろう?」）が湧き上がりますが、しかしそれはすぐに、今起こったことに対するより大きな理解の中に収まります。

マインドフルな観点からいうと「レンジ台を掃除したのは私だ」と主張することはできません。まるでレンジ台が、ボビー・マクファーリン、タワシ、重曹、スポンジに手伝ってもらい、そしてお湯と、一連につながった今という瞬間にゲスト出演をしてもらい、勝手に自らをきれいにしたようなものなのです。

この地球上で私にとっての本物の仕事とは何だろう？

「この地球上での私の仕事って何だろう？」は、私たちが何度も何度も自問する質問です。そうでなければ、私たちは他の誰かのすべき仕事をしながら、それを知らずに過ごすことになるかもしれないのです。さらに、その誰かとは、私たちの想像の産物にすぎず、その想像の囚われの身でさえあるかもしれません。

考える生き物として、私たちは、体と呼ばれるユニークな有機体の単位にパッケージされながら、同時に人生の絶え間ない縦糸と横糸の広がりに完全かつ機械的に埋め込まれながらも、少なくとも陽の光を浴びている間は、生きるとは何かという質問へのユニークな答えに対する責任を持つための並外れた能力を持っています。

しかし私たちはまた、この世を通過する間に、自分の考える心を完全に曇らせてしまう特異な能力も持っています。私たちは——少なくとも、私たちの考える習慣や条件づけによって投じられた影の中にい続ける限り——自分の独自性にまったく気づかないという危険にさらされています。

ジオデシック・ドームの発見者・発明者であるバックミンスター・フラーは、三十二歳のある夜、ミシガン湖のはずれで、数時間にわたり自殺することを考えていました。伝えられているところによれば、事業失敗で自分の人生をめちゃくちゃにしてしまったと感じ、最善の行動はこのシーンから自らを消し去り、妻とまだ幼い娘の人生をシンプルにしてあげることだと考えました。後に彼は素晴らしい創造性や想像力を認められるようになるにもかかわらず、明らかに、彼が手をつけたもの、請け負ったものはすべて、塵となったのでした。しかしながら、自らの命を絶つ代わりにフラーはそのときから（おそらく、自分が宇宙全体の一部であると知っており、その宇宙の根本的な調和や秩序に対する深い信念から）、その夜にまるで死んだかのようにして生きることを決めたのでした。

死んでいるのですから、物事がどのような結果になろうと彼個人としては心配する必要もなく、宇宙の代表として生きることに没頭することも自由なのです。彼の残りの人生は、贈り物のようなものです。自分のために生きる代わりに、フラーは「この地球上で（彼は宇宙船地球号と呼んでいました）、私が何かしら知っていてやらなければならないこと、私が責任を取らない限りおそらく起こらないこととは何だろう？」と問うことに専念していました。彼はただ継続的にこの質問を投げかけ、直感に従い、彼のもとにやってきたものごとをやることにしました。この方法で、宇宙全体の従業員として、人類のために働き、あなたはあなたの人格、あなたの状態、あなたのやることを通じ、あなたの現場を修正、貢献できるのです。しかしこれはもはや個人の問題ではありません。これは自らを表現する宇宙の全体性の一部なのです。

私たちは、自分のハート（心）が何をして、どうあるべきと訴えているかを疑問に思い、熟考することはめったにありません。私はそのような努力を疑問形にするのが好きです。「この地球上で私にとっての本物の仕事とは何だろう？」、または「お金を払ってでもしたいくらい大切にしていることとって何だろう？」。そのような質問をしても「わからない」以外の答えが浮かんでこない場合、その質問をただ自問し続けます。もし二十代のときにそのような質問をじっくりと考え始めれば、三十五歳や四十歳、それとも五十歳、六十歳になる頃には、主潮な会話だけを追っていたり、両親からの期待だけを追っていたら、もしくはさらに悪いことに、吟味せずに自ら制限してしまっている信念や期待だけを追っていたらたどり着かなかったような、いくつかの場所にその質問自体が導いてくれていたでしょう。

あなたは、この質問をいつでも、何歳からでも尋ね始めることができます。あなたのものの見方や選択肢に深遠な影響を及ぼすことのない年齢など、決してありません。あなたの仕事を変えるわけではないかもしれませんが、それをどう見るか、どう保つか、そしてもしかしたら、い、か、に、どのように取り組むかを変えたいと思うかもしれません。一度宇宙があなたの雇用主になってしまえば、たとえ他の誰かがあなたの給与を削減していたとしても、非常に興味深いことが起こり始めます。しかし、忍耐強くなければいけません。人生にこのような方法で存在できるようになるためには、時間がかかります。もちろん、始める場所は今ここです。一番よい時間ですか？　今はどうでしょう？

そのような内観から何が生じるかは知る由もありません。フラー自身も、そのときに起こっていると思われることが、本当に起こっていることの全容では決してないということを好んで述べていました。フラーは、ミツバチにとって大切なのは、蜜であるということを好んで指摘していました。しかしミツバチは同時に、異花受粉を行うために必要な自然の媒体物です。相互にかかわっているということは、自然において基本的な原則です。孤立しているものは何もありません。一つひとつの出来事は、他の出来事につながっています。物事は常に異なるレベルで展開しています。すべての縦糸と横糸をできる限り知覚し、人生というタペストリーの中で私たち自身の糸を確実性と決意を持ってたどって行くことを学ぶことが、私たちがすべきことなのです。

フラーは、形と機能が密接に関係している、自然の根本的な構造を信じていました。彼は、自然の青写真は道理にかなっており、あらゆる次元において私たちの人生に実際的な関連性があると信じていました。フラーが亡くなる前に、エックス線結晶学的研究によって、多くのウィルス――生命の隅にある高分子の極微小な集合体――は、フラーが多面体をいじっていた際に発見したものと同じ測地的な原理に従って構造されていることが実証されました。

フラーはそれを見ないうちに亡くなりましたが、彼によるその他の独創性に富んだ発明や考えに加え、化学のまったく新しい分野が、予期しなかったサッカーボールの発見――たとえばバックミンスターフラーレンまたはバッキーボールとしてすぐに知られるようになる並外れた性質を持つ炭素化合物——の周辺で開かれたのです。砂場で遊び、自らの道を行く、彼の物思いは、彼が夢にも思わなかった発見や世界へとつながったのでした。そして、あなたにも起こり得るのです。フラーは、いかなる意味においても、自分が特別だなどとは思っておらず、考えや形で遊ぶのが好きなただの普通の人だと思っていました。彼のモットーは「もし私が理解できるなら、誰にだって理解できる」というものでした。

類推の山

山には外側の山と内側の山があります。まさにその存在が私たちに手招きし、登ってこいと呼びかけます。もしかしたら、山による教えのすべては、あなたは自らの内に、山全体を持っているということかもしれません。外側の山も内側の山も、どちらもです。そしてときには、あなたは山を探しまくるけれども見つからず、でもあるとき、十分やる気を起こして準備も整い、最初は麓まで、そして次に頂上まで、続いていく道を見つけることになります。登山は、人生を探求すること、精神的な旅路、成長、変革そして理解への道の強烈なメタファーです。私たちが途中で直面する、達成困難な問題は、私たちを引き伸ばして境界線を広げるために私たちに必要な挑戦そのものを具現化しています。結局のところ、強さや知恵を成長させるための内なる作業を行う完璧な機会を私たちに提供してくれている山とは、そして教師とは、人生そのものなのです。そして、一度その旅路に出ることを選択すれば、私たちには学び成長するべきことがたくさんあります。リスクはかなりあり、犠牲は凄まじく、結末は常に不確かです。究極的には、冒険とは登ることであり、頂上に立つことではないのです。

最初に私たちは、麓はどんな感じかを学びます。その後に傾斜に出会い、そしてもしかしたら最終的には頂上に出会います。しかし山頂にい続けることはできません。登りの旅は、下り、後退、遠くから全体を再び見るといったことなしには、完全ではありません。しかし山頂に行ったことによってあなたは新しい視点を得ており、それはあなたのものの見方を永遠に変えてしまうかもしれません。

『類推の山』（巖谷国士訳、一九七八、白水社）という、未完の素晴らしい著書の中でルネ・ドーマルは、この内なる冒険の一部を描き出しました。私が一番鮮明に覚えているのは、類推の山の規律で、次の野営地に向かって山を登る前に、後にくる人たちのために、今去ろうとしている野営地を補充しておかなければならないということと、下山する際には、自分が登山中に学んだことから他の人たちが恩恵を受けられるように、他の登山者に自分が下りてきた山の知識を共有しなければならないということです。

ある意味、それは私たちが教えるときに、誰もがすることです。できる限り、これまで見てきたことを他の人に示すのです。それはせいぜい進捗報告、経験が描かれた地図であり、決して絶対的な真実ではありません。そして冒険は展開していきます。私たちはみんな、共に類推の山にいるのです。そして私たちは、お互いの手助けが必要なのです。

相互関連性

私たちは子どもの頃から、すべてのものはお互いに何らかの方法でつながっていて、あれが起こったからこれが起こる、これが起こるからあれが起こらなければならない、ということをよく知っているようです。昔話だってそうです。たとえば、老女が薪を集めるため目を離してしまった手桶一杯の牛乳を、ほとんど飲んでしまった狐の話を思い出してみてください。腹を立てた老女は、狐の尻尾を切ってしまいます。狐は、尻尾を返してほしいとお願いしますが、老女は牛乳を返してくれれば、尻尾を狐に縫いつけてあげると言います。そして狐は草原にいる牛のところへ行き、牛乳を少しほしいと頼みますが、牛は草を持ってきてくれれば牛乳をあげると言います。それで狐は草原へ行き草をほしいと言いますが、草原は「水をいくらか持ってきて」と言います。それで狐は小川へ行き水がほしいとお願いしますが、小川は「水入れを持ってきなさい」と言います。これはずっと続くのですが、粉屋は親切心と同情から、狐に穀物をあげ、狐はそれを雌鳥にあげて卵をもらい、それを行商人にあげてビーズをもらい、それを少女にあげて水を汲むための水入れをもらい……こうして狐は尻尾を取り戻し満足して立ち去ります。あれが起こるためには、これが起こらなければならないのです。無からは何も起こりません。すべてはその前の何かの続きです。粉屋の親切心でさえ、どこかからきたものなのです。

いかなる過程も深く見れば、同じことがいえるとわかります。太陽の光がなければ、生命はありません。水がなければ、生命はありません。植物がなければ、光合成はなく、光合成がなければ、動物たちが呼吸するための酸素はありません。両親がいなければ、あなたもいません。トラックがなければ、町に食料はありません。トラックメーカーがなければ、トラックもありません。鉄工所で働く労働者がいなければ、メーカーが使う鉄鋼もありません。採掘がなければ、鉄工所で働く労働者が使う鉄もありません。食料がなければ、鉄工所で働く労働者もいません。雨が降らなければ、食料もありません。太陽の光がなければ、雨もありません。秩序だった宇宙の恒星や惑星の配列がなければ、太陽もなく、地球もありません。これらの関係は、いつもシンプルで直線的なわけではありません。通常、物事は、見事にバランスの取れた相互関連が複雑に絡み合った中に組み込まれています。たしかに、私たちが人生または健康、生物圏と呼ぶものは、すべて相互関連性の複雑なシステムであり、そこには絶対的な始発点や終点はありません。

ですから私たちは、相互関連性や絶え間ない変化に対しマインドフルでいることをせずに、自分の思考が、あらゆるものや状況を絶対的に分離した存在にするという無益性と危険を目にするのです。すべては他のすべてと関係があり、ある意味、同時に他のすべてを包含し、他のすべてに包含されるのです。さらに、すべては絶え間ない流れにあります。星が生まれ、段階を経て、そして消えていきます。惑星にもまた、配列と最終的な消滅のリズムがあります。新車は、工場を出る前からすでにガラクタの山へ向かっています。このことを意識することは、実に非永続性に対する感謝を高め、物事や状況、人間関係が身近にある間に、それらを当たり前だと思わないようにする手助けをしてくれます。私たちが自らの力でもっとじっくり観察することで、私たちが触れるすべてが、一瞬一瞬ごとに私たちを世界全体につなげることや、物事や人そして場所や状況までも一時的にここにあるだけであるということを理解すれば、もっと人生に、もっと人に、もっと食べ物に、もっと意見に、もっと瞬間に、感謝するようになるかもしれません。これにより、今という時がより興味深くなります。実のところ、今という時がすべてになります。

呼吸によるマインドフルネスは、私たちの経験、考え、感覚、感情、知覚、衝動、理解、そしてまさに意識というビーズを通すことができる一本の紐なのです。こうして作られたネックレスは、新しい何か――「もの」というわけではありませんが、新しい見方、新しい存在の仕方、この世の中で新しい行動をさせる新しい経験の仕方です。この新しい方法は、孤立しているように見えるものをつなぎます。でも実際には、本当に分離しているものなど何もなく、再びつなげる必要などないのです。分離を作り維持するのは、私たちの見方なのです。

こうした新しい見方や新しいあり方は、人生の断片を集め、それに居場所を与えます。このような新しい方法は、より大きな豊かさの中に存在する豊かさの中で、それぞれの瞬間を尊重します。マインドフルネスの実践とはただ、一連の相互関連性の中における継続的な発見なのです。どこかの段階で、「私たち」が糸に通す作業を行っているということが必ずしも正しくはないということに気づくかもしれません。むしろ、ずっとここに存在していた相互関連性を意識するようになるということです。私たちは、全体性をより簡単に知覚でき、意識的に、この瞬間の流れを抱くことができる、見晴らしのいい地点に登ってきたのです。呼吸の流れや現在の瞬間の流れは、お互いに貫き合い、共にビーズと糸となりさらに大きな何かになります。

非暴力──アヒンサー

ある友人が、ネパールとインドで数年過ごした後、一九七三年に帰国し、「有益なことができないのであれば、少なくともできる限り害にならないようことをしたい」と言いました。たとえば、気をつけなければ、遠く離れたところから、伝染性のものをいろいろ持ち帰ってしまう可能性があるかもしれません。私は、自宅の居間にいたそのとき、その場所で、「アヒンサー（ahimsa：非暴力）」という考えに感染したのですが、それが起きた瞬間を決して忘れたことはありません。その前にもこの言葉を聞いたことはありました。非暴力という姿勢は、ヨガの実践やヒポクラテスの誓い（医師になる際の宣誓文）の中心に存在しています。これは、ガンジーの革命や彼個人の瞑想実践の根幹となる原則でもありました。しかし、私の友達がした発言には何か真摯なものがあり、私が知っていると思っていた、その言葉を言っている人物とは不釣り合いだったため、私の印象に残りました。それは、世界そして自分自身にかかわるよい方法に思えました。できる限り、損害と苦痛を引き起こさないように生きるのはどうでしょう？　もし私たちがそのように生きたなら、今日の私たちの暮らしや考えを支配する、狂わんばかりの暴力など存在しなかったでしょう。そして私たちは、瞑想しているときもしていないときも、自分たちに対して、より寛容になれたでしょう。

危害を与えないということも、その他の考え方も、素晴らしい原則かもしれませんが、大切なのは、そのように生きることです。アヒンサーの優しさを自分自身に対し、そして自分の生活の中で他の人たちに対し、あらゆる瞬間に実践し始めることができます。

ときに自分に厳しすぎ、自分を卑下することがありますか？　そのような瞬間には、アヒンサーを思い出してください。眺めて、手放してください。

陰で他の人の悪口を言いますか？　アヒンサー。

自分の身体や健康を顧みず、限界を超えてまで自分を追い詰めますか？　アヒンサー。

他の人に痛みや苦しみを与えますか？　アヒンサー。あなたを脅さない誰かに対しアヒンサーの思いを抱くのは簡単です。問題は、あなたが脅されていると感じる人物や状況に対して、どうかかわるかです。

危害を加えたり、傷つけたいという思いは、結局は恐怖からきています。害を与えないということは、自分で自分の恐怖を直視することや、それを理解し、所有することが必要です。所有するという意味は、責任を持つということです。責任を持つということは、あなたのヴィジョンや見方を、恐怖にすっかり支配させないということです。それがいかにつらくても、私たち自身の執着や拒絶にマインドフルでいることや、こうした心の状態に取り組む意思だけが、苦しみの循環から自由にしてくれるのです。実践による毎日の具現化なくしては、高尚な考えも私利私欲に屈する傾向にあります。

カルマ

禅師が、毎日の瞑想の実践は、悪いカルマをよいカルマにすることができる、と言っているのを私は聞いたことがあります。私はいつもこれを、一風変わった教訓的なセールストークだと心得てきました。この意味を理解するまで、何年もかかりました。おそらく、これが私のカルマなのでしょう。

「カルマ」とは、あれが起こったからこれが起こった、という意味です。Bは何らかの方法でAにつながっており、少なくとも非量子のレベルで、すべての結果はそれに先立つ原因があり、そしてすべての原因には、その手法であり因果関係である、それに先立つ結果があります。概して、私たちが誰かのカルマについて話すとき、それはつまりその人物の人生における方向性の合計値であり、その前にあった状況、行動、考え、感情、感覚的印象、欲求によって生じた、その人物の周りで起こった物事を意味します。カルマはたいてい、変えられない運命の概念であると誤解されています。そうではなく、カルマとは、傾向の蓄積のようなもので、それは私たちを特定の行動パターン（これがさらなる似たような傾向の蓄積となります）に固定してしまう可能性があります。ですので、自分のカルマに囚われて、原因はどこか他のところ

——決して自分の中ではなく、他の人だったり、私たちがコントロールできない状況だったり——にあると考えることは簡単なことです。しかし、古いカルマの囚われの身でいる必要はありません。カルマを変えることはいつでも可能なのです。新しいカルマを作ることもできます。しかし、それをあなたがやらなければいけないときは、たった一度だけです。それがいつだか、想像できますか？

マインドフルネスがカルマを変える方法は次の通りです。瞑想で座っているとき、あなたは自分の衝動を行動へと変換することはしません。少なくともそのときだけは、あなたはその衝動をただ見ています。それらを見て、心の中にあるすべての衝動は、浮かんでは消えていくこと、そしてそれらには独自の命があり、それらはあなた自身ではなく、ただの考えであり、それらに支配される必要はないということをすぐに悟ります。あおらず、反応せず、衝動の性質が思考であることを直接的に理解するようになります。この過程は実際に、破壊的な衝動を集中、平静、無為という炎の中で燃やしつくします。同時に、創造的な洞察や創造的な衝動は、もはやそこまで荒れ狂った、破壊的な騒動により搾り出されてくることはなくなります。それらは、意識の中で認識され保たれることで、栄養を与えられます。マインドフルネスはその結果、行動と結果の鎖の中でそのつながりを作り変えることができ、そのことが、私たちが人生と呼ぶ瞬間を通じて、私たちを鎖から解き放ち、自由にし、新しい方向へと開くのです。マインドフルネスなしには、私たちは過去からやってくる勢いの中でいとも簡単に身動きが取れなくなってしまい、それでも自分が囚われの身になっていることなど露知らず、出口もありません。私たちのジレンマは常に、他の誰かのせい、または世の中のせいのように思えます。そうすれば、自分の見方や感情は常に正当化されるからです。私たちは今という瞬間を一つの瞬間にならないようにしてしまっているために、今という瞬間は、決して新しい始まりなどにはならないのです。

たとえば、よく見られるもので、成人期すべてを一緒に過ごし、子どもをもうけ、彼らなりの分野において、通常は達成できないある程度の成功を収めた二人が、誰に聞いても二人の努力の成果を満喫しているべき後年に、人生を惨めにされた、孤独を感じる、悪い夢にはまった、不当な扱いをされた、傷つけられたと、お互いを責め、怒りや痛みが日常となる、という場合には、どんな説明ができるでしょうか？　カルマです。どのような形にせよ、うまくいかなくなったり、最初から基盤となる何かを欠いていたり（それがないことで悲しみ、つらさ、痛みを呼び寄せます）する人間関係の中に、このようなことは繰り返し見られます。遅かれ早かれ、十中八九、私たちは自らが蒔いた種は自らで刈らなければなりません。人間関係での怒りや孤独を四十年以上も実践すれば、あなたは怒りと孤独の中に囚われてしまうのです。驚く話ではありません。責めを分かつことでは満足などとてもできないでしょう。

究極的には、私たちを囚われの身にするのは、マインドフルネスのなさです。私たちは、自らのあらゆる可能性に触れなくなることにますます長けていき、きちんと見ずにただ反応し責めるという一生をかけて培ってきた習慣にますますはまって身動きが取れなくなります。

刑務所で働くと、「悪い」カルマの結果をじっくりと見ることはできますが、それは監獄の壁の外でも、ほとんど何も違いはありません。受刑者はそれぞれ、ある事柄が次の事柄へとつながっていったエピソードを持っています。結局のところ、それがエピソードというものです。一つのことが次のことへとつながっていくのです。彼らに何が起こったのか、何が悪かったのかは、ほとんどの人が知りません。通常それは、両親や家族、街の風土、貧困や暴力、信じてはいけない人を信じる、手軽な金儲けを探す、心や身体を曇らせるお酒やドラッグで痛みを癒し感覚を鈍らせる、などといったことから始まる事柄によってできた長い鎖です。ドラッグもそうですが、歴史も、欠乏、発達停止も同じことです。これらは、考えと感情、行動と価値を歪め、痛ましくて冷酷な、破壊的で自滅的な衝動または欲求を修正する、もしくは認識する手段さえもほとんど残しません。

そこで、他のすべての瞬間につながる、ある瞬間において、あなたは知らぬ間に「正気を失い」、取り返しのつかない行動を取り、そして将来を形作る無数の体験をすることができます。私たちが知っていようがいまいが、警察に「捕まる」ことがあろうがなかろうが、すべてのことには結果があります。私たちは常に捕えられています。そのカルマに捕まっているのです。私たちは毎日、自分の監獄を造っているのです。ある意味では、監獄にいる私の友達は、彼らがそれを知っていようがいまいが、彼らなりの選択をしたということです。他の視点から見れば、彼らには選択肢がなかったのです。彼らは、選択肢がそこにあったなんて知らなかったのです。私たちは再び、仏教徒が「無明」または「無知」と呼ぶものに出会います。いかにそれが正当化され、理にかなったものであり、法にかなったものであろうが、吟味されていない衝動は、特に貪欲や憎悪に色づけられたものは、いかに心や人生を歪めてしまう可能性があるかということを知らないということです。そのような心の状態は、ときに非常に大げさに、多くの場合は微妙な方法で、私たちの誰に対しても影響を与えます。私たち誰もが、絶え間ない欲求や、まるで真実であるかのように執着した考えや意見で曇ってしまった心に、囚われてしまう可能性があるのです。

カルマを変えたいと願うなら、それはつまり心や身体を曇らせ、私たちの行動すべてに影響を与えるような物事が起こるのを止めなくてはならないということです。善行を行うということではありません。あなたが何者であるかを知り、今現在それがどんなものであろうと、あなたはあなたのカルマではないということを理解することです。それは、物事のあり方そのものとあなた自身を合わせるということです。それは、はっきりと見るということです。

どこから始めればいいのでしょう？　自分の心から始めてはどうでしょうか？　結局のところ、あなたの心とは、あなたの考え、感情、衝動、知覚すべてがこの世における行動へと変換される道具なのです。外側の活動をしばらくの間やめて、静止してみれば、その場所、その瞬間で、瞑想をするという決断により、あなたはすでに古いカルマの流れを断ち切り、まったく新しくて健康的なカルマを創造しているのです。ここに、変化の根源、これまで生きてきた人生のターニングポイントが存在します。

止まるという行動そのものや、何もしないという豊かな瞬間そのもの、ただ観察するという行動そのものによって、将来と向き合う、今とはまったく異なる足場に立つことになります。どうやって？　なぜなら、この瞬間に完全に存在することによってのみ、将来のすべての瞬間が、より深い理解、明晰さ、親切の瞬間となり、より恐れや苦痛の少ない瞬間となり、またより品位と受容のある瞬間となる可能性があるのです。今起こっていることだけが、後に起こります。もし、私たちが触れ、自分を成長させる唯一のときである今というときに、マインドフルネスまたは平静、思いやりがないのであれば、後になって、ストレスや脅しを感じているときに、それらが魔法のように現れる可能性などいったいどのくらいあるのでしょうか？

全体性と一体性

自分が何も欠けることのない存在であることを味わっているとき、私たちはすべてと一体である感覚を覚えます。すべてと一体であることを感じるとき、私たちは自分が何も欠けることのない存在であると感じます。

――・――

座った姿勢または横たわった姿勢でじっとしていると、私たちはいつでも、自分の身体と再びつながることができ、身体を超越し、呼吸と一つになり、宇宙と一つになり、自らを全体として経験したり、より大きな全体へと溶け込んでいくのを経験することができます。つながっているという感じが、一体感への深い知識や、親しさの感覚や、どこにいても安心できる感覚をもたらしてくれます。私たちは、生や死を超えた古代からの永続性を味わい、それを不思議に思い、また同時に、人生を生きながらその短い儚さを経験し、自らの身体、この瞬間、お互いとの結びつきが、永遠ではないことを経験するでしょう。瞑想の実践の中で直接、自分の全体性を知っていることから、私たちは、理解と思いやりを深め、苦悩と絶望を緩和し、物事をありのまま受け入れている自分に気づくかもしれません。

全体性（wholeness）とは、英語や英語圏の文化において「健康」「癒し」「神聖」という言葉が表すすべてのものの根源です。私たちが、自らが本来持つ全体性を知覚するとき、そこには本当に行くべき場所もするべきこともありません。したがって、自分のために自由に道を選ぶことができます。何かをするときも、何もしないときも、静寂が手に入るようになります。私たちは自らの内側に常に横たわっている静寂を見つけ、それに触れ、それを味わい、それに耳を傾けると、身体もそれに触れ、味わい、耳を傾けずにはいられなくなり、そうすることで、手放せるのです。そして心もまた、耳を傾けるようになり、少なくとも一瞬の平和に気がつきます。オープンで感受性高くあることで、私たちはそこにバランスと調和を見つけます。すべての空間はこの場所へと重なっていき、すべての瞬間はこの瞬間へと重なっていきます。

個別性と本質

じかに体験した全体性は、圧力に屈することはありません。それは、全体性はその多種多様性が無限であり、まるでヒンドゥー教の神インドラの網のように、個別性が細部にわたり映し出され埋め込まれているからです。宇宙を象徴するインドラの網とは、網の結び目一つひとつに宝珠がついており、それぞれの宝珠が網全体を映し出し、つまりは全体を包含するものです。中には「我々は一つ」の掛け声のもと、統一性という「考え」を使って、まるでロードローラーのようにすべての違いをペシャンコに押しつぶし、私たちを一様に崇めさせるものもあります。しかし、多種多様な詩や芸術、科学や生命、奇跡、優雅さ、豊かさが存在するのは、あれやこれやの個別的な性質、特定の個別性や特性――いうなれば、それらの個性と本質の中にあるもの――の中なのです。

すべての顔は互いに似ていますが、それでも私たちは、いかに簡単にそれぞれのユニークさ、個体性、独自性を見出すことでしょう。これらの違いを、私たちはいかに重視していることでしょう。海は全体ですが、一つひとつが異なる数え切れないほどの波を持っています。個性的で常に変わり続ける海流があります。海底はそれ自体が景観で、すべてが異なる景色です。海岸線も同様です。空気も全体ですが、気流はただの風といえども個性的な特徴があります。地球上の生命は全体ですが、顕微鏡でしか見えない小さな生命も、目に見える生命も、植物も動物も、絶滅したものも現存しているものも、時間的制限のあるその特徴的な身体によって自らを表現しています。つまり、いるべき場所は一つではないのです。あり方は一つではなく、実践する方法は一つではなく、学ぶ方法は一つではなく、愛する方法は一つではなく、成長するまたは癒やす方法は一つではなく、生きる方法は一つではなく、感じる方法は一つではなく、知る方法または知らされる方法は一つではないのです。大切なのは、個別性です。

わかりますか？

これは何ですか?

問いかけの精神は、マインドフルに生活するにおいて、基本となります。問いかけとは、単に問題を解決する方法ではありません。問いかけとは、人生そのものやこの世における、基本的な私たちの存在の神秘性に触れ続けられるようにする方法です。私は何者なのか？　私はどこに向かっているのか？　ここにいることにどんな意味があるのか？　男性、女性、子ども、親、あるいは学生、社会人、上司、囚人、ホームレス、などでいることには、どんな意味があるのか？　私のカルマは何だろうか？　私は今どこにいるのか？　私の生き方とは何だろうか？　この地球上で私にとって本物の仕事は何だろうか？

問いかけとは、答えを探していることとは限りません。特に、上っ面の考えから出される素早い回答ならなおさらです。問いかけとは、答えを期待せずに尋ねることで、その疑問をじっくり考え、疑問に思う感覚を自分の中に抱き、浸透させ、泡立て、料理し、熟させ、まるですべてが意識の中を行き来するように、疑問を意識の中に行き来させるのです。

問いかけをするために静止している必要はありません。問いかけとマインドフルネスは、あなたの生活の中で同時に起こることができます。実際のところ、問いかけとマインドフルネスは、違う方向からやってきて違う方向へ向かう同一のものです。車を修理しているとき、または会社に向かって歩いているとき、食器を洗っているとき、星の輝く春の夜に娘の歌声を聴いているとき、仕事を探しているときでも、「私は何者なのか？」または「これは何だろう？」「私の仕事は何だろう？」ということをじっくり考えることができます。

人生では、あらゆる形、あらゆる大きさの問題が常に起こります。些細な問題から、深刻なもの、圧倒的なものまで、多岐にわたります。ここでの課題は、マインドフルネスの精神に則り、問いかけをもって対峙することです。つまり「この考え、この感情、このジレンマは何だろう？」「どう対処しようか？」と尋ねることです。または、「私はこの問題に対処、または認識することでさえ、したいと思っているのだろうか？」という問いかけでもあります。

最初のステップは、そこには問題があるということを認識することです。つまりそれは、ある種の負担、緊張、不協和音がそこにあるということです。自分が背負っている巨大な恐れのいくつかを認めようというところにくることでさえ、四十年、五十年かかってしまうかもしれません。でもきっと、それでもいいのです。問いかけに年齢制限などありません。それはまるで、棚の上に置いてある深鍋のようなものです。あなたがそれを棚から下ろし、何かを入れ、コンロで火にかける準備ができているなら、深鍋も料理する準備はいつでも整っているのです。

問いかけとは、何度も何度も質問をすることです。それが何であれ、何かを見て、これは何だ？　何が起こっているんだ？　と問いかける勇気が私たちにはあるでしょうか？　それは、長時間、深く観察し、疑問を投げかけ、質問をすることです。これは何だ？　何がいけないんだ？　問題の根本には何があるんだ？　証拠は何だ？　どんな関係があるんだ？　満足のいく解決法とはどんな感じだろう？　尋ね、質問し、ずっと疑問を投げかけ続けるのです。

問いかけとは、疑問を投げかけることで答えに思える多くの考えを生み出しますが、答えについて考えるということではありません。問いかけとはただ、あなたの疑問が喚起する考えに耳を傾けることで、それはまるで、絶え間ない自分の考えの隣に座り、岩に当たる水流の音を聞き、耳を傾け、そしてときおり水に流されてくる葉や小枝を観察することなのです。

自己中心化

「私は」や「私に」「私の」は、私たちの思考の産物です。私の友人であるケンブリッジ内観瞑想センターのラリー・ローゼンバーグは、これを「selfing（自己中心化）」と呼びます。これは、ほとんどすべて、どんな状況からでも「私は」「私に」「私の」を築き上げ、さらに主に幻想であり防衛である、限られた視点からこの世を生きていくという、避けようのない、救い難い傾向のことです。これが起こらない瞬間などほとんどありませんが、しかし、まるであの諺（＊訳注：魚の目に水見えず）でおなじみの魚が、水の中にすっかり沈んでいるために水のことなど知らないように、それがまったく気づかれないまま過ごされるほどに、私たちの世界そのものの一部となっています。静けさの中で瞑想をしていようが、五分間という時間をただ過ごしていようが、これは自分で非常に簡単に確かめることができます。実質的にどの瞬間、どの経験からでも、私たちの考える心は、「私の」瞬間、「私の」経験、「私の」子ども、「私の」空腹、「私の」欲求、「私の」意見、「私の」やり方、「私の」権限、「私の」未来、「私の」知識、「私の」身体、「私の」心、「私の」家、「私の」土地、「私の」考え、「私の」感情、「私の」車、「私の」問題を築きあげます。

この自己中心化の過程をじっくりした注意と問いかけをもって観察すれば、私たちが「自己」と呼ぶものは本来、私たち自身の心による概念であり、また、それが永続などしないものであることに気づくでしょう。もし、不変の、分割できない自己、あなたの経験の根底にある、核に存在する「あなた」を深く見つめたら、より多くの考えの中以外では、自分というものを見つけることはできないでしょう。あなたは、自分が自分の名前の人物であるというかもしれませんが、しかしそれはあまり正確ではありません。あなたの名前は単なるラベルです。あなたの年齢、性別、意見などにも同じことがいえます。どれもが、あなたが何者かであるということに関して、根本的なことではないのです。

この方法で、あなたが何者であるのか、あなたが何なのか、という一連の問いかけをできるだけ深くたどってみると、ほぼ確実に、確固とした着地点などないことがわかります。もし「私は何者かと尋ねている私は何者なのか？」と聞けば、最終的には「わからない」というところにたどり着きます。この「私」は、属性で認識される概念として現れますが、その属性の個々もしくはすべてでも、その人物全体を作り上げることなどなく、さらに、この「私」という概念は実際に、その瞬間その瞬間で、絶えず自らを分解し再構成する傾向にあります。それはまた、その存在がもともと薄っぺらであるため、惨めで、ちっぽけで、不安定で、不確かだと感じる強い傾向があります。このことは、私たちがどれほど「私は」「私に」「私の」に囚われているかに気づかないことに伴う過酷さや苦しみを、さらにひどくするだけです。

そして、外因の力による問題があります。「私」は、自分は良好であるという信念に対して外の状況が肯定的であればよい気分になりますし、非難や困難、さらに自分が障害や敗北と認識するようなものに出会ったときには、悪い気分がする傾向にあります。おそらくこれが、多くの人が抱える自尊心の低下への、主な説明になるでしょう。私たちは、自分のアイデンティティを作る過程におけるこの概念化にあまりなじみがないのです。これにより私たちは、認めてもらいたいという欲求や自分が重要であると感じることへの欲求に支えられ、これが強化されないと、簡単にバランスを失い、脆さを感じ、自分は取るに足らない存在だと感じます。私たちはおそらく、外側からのご褒美や、物質的な物の所有、そして私たちを愛してくれる他者を通じて、内面的な安定性を探し続けがちです。これなら、自己を作り続けることができます。しかし、こうした自己製造の活動にもかかわらず、その人の存在そのものにある永続的な安定性や、心の静寂は、感じられないかもしれません。仏教徒であれば、そもそも「自己」というものは存在せず、ただ、継続的に自己を作り続ける、つまり「自己中心化」の過程があるだけだというかもしれません。もし私たちが自己中心化の過程が深く根づいた習慣であることを悟り、ただ存在することを経験する代わりに「誰か」になろうと頑張ることをやめて、その日はお休みすることさえできたなら、おそらく私たちは今よりももっと幸せで、ゆったりしていることでしょう。

ところで、だからといって、ニューエイジが瞑想を大きく歪曲した解釈である「何者でもない人になる前に、自己を持っていなければならない」、つまりは「無自己」の空虚さを探索する前に、確固とした自己の感覚を持たなければいけない、という意味ではありません。「無自己」とは、何者でもない人になることではありません。本当の意味は、すべては相互依存しているということ、「あなた」の中心は分離し独立してなどいないということです。あなたは、世の中にあるその他の勢力や出来事――あなたの両親、子ども時代、考えと感情、外側での出来事、時間などを含め――との関連においてのみあなたなのです。さらに、たとえ何があろうと、あなたはすでに何者かであるのです。あなたは、今のあなたです。でも、今のあなたは、あなたの名前、年齢、子ども時代、信念、恐れではありません。それらは一部であり、すべてではないのです。

ですから、「何者か」になろうと頑張りすぎず、その代わりにただ存在することを経験するというのは、直接的には、それが何を意味するかというと、あなたが今いる場所から始め、取り組み始めるということです。瞑想は、現実の世界に生きることや本物の問題に直面することができない、何者でもない人や物思いにふけるゾンビになろうとすることではありません。瞑想は、私たちの思考過程が歪曲することなしに、物事をありのままに見ることです。その一部分は、すべてがお互いに関連し合っていて、自己を「持つ」という従来的な感覚はいろいろな意味で役立ちますが、それは絶対的に現実的で、確実で、永久というわけではないということを知ることです。ですから、あなたが人に見せているよりも、自分は実はちっぽけな存在だという恐れから、自分を大きく見せようと努力することをやめれば、現実のあなたは、より軽くより幸せに、さらにより楽に生きることもできるでしょう。

物事を個人攻撃と受け止めるのを少しやめてみることから始めるといいかもしれません。何かが起こったときに、遊びのつもりで試しに、自己志向をなくしてそれを見てみましょう。もしかしたら、ただ単に起こっただけのことなのかもしれません。もしかしたら、あなたを狙ったわけではないのかもしれません。そのようなときに、自分の心を観察してみてください。心が、「私は」ああで、「私に」こうで、と言ってきますか？　問いかけてみてください。「私は何者なのだろう？」または「これは私のものだと主張する、この『私』っていったい何だろう？」と。

気づきそのものが自己中心化のバランスを取って、その影響を軽減させるのに役立つことがあります。また、自己は非永続的だということにも気づきましょう。あなたが自身に関する何にしがみつこうが、それはあなたをうまく回避していきます。自己は常に変化し、衰え、そしてそのときの状況によって毎回少しずつ異なりながらも再び定義し直されるため、持ち続けるということはできません。これが、自己の感覚を、カオス理論で「ストレンジ・アトラクター（奇異な引力）」と呼ばれる、秩序を具現化しながらも予期せず無秩序になるパターンに変えます。それは決してまったく同じことを繰り返すことがありません。あなたが見るたびに、少しだけ違うのです。

自己の、明確で、永続的で、不変かつ理解しにくい性質とは、非常に希望に満ちた見方です。それはつまり、そんなにまで自分自身というものを深刻に受け取るのをやめ、あなたの人生を、宇宙のど真ん中に据えるプレッシャーから解放することができるということです。自己中心化を行う衝動を認識し手放すことで、私たちは物事を起こすための余地を宇宙に少し与えることができるのです。私たちは宇宙の中に織り込まれており、宇宙の展開に参加していますが、私たちのあまりにも自分勝手すぎる、自己中心的な、自己批判的な、自己不安的な、自己懸念的な行動の場面においては、宇宙は私たちにその展開を任せ、私たちの自己中心的な考えに沿った幻想の世界が、あたかも現実であるように見え、感じるようにしてしまうのです。

怒り

　ある日曜日の朝、十一歳になる娘ノーションの友人宅の前で私が車を降りると、深い絶望と、私に怒ってほしくないという無言の懇願が刻まれた娘の表情が、私の意識に突き刺さります。しかし、それは娘が、大騒ぎになって恥をかくと恐れるほどの、私の中で湧き上がる苛立ちや怒りを抑えるには及びません。後にやめておけばよかったと後悔するであろうに、今の私は完全に立ち止まるにはあまりにも、この瞬間の勢いを感じています。あの瞬間に、私は娘の表情を見て自分を制すればよかった、娘の表情に触れ、本当に大切なこと――つまりは、娘が、私が裏切るとか育ちつつある彼女の社会的感受性に屈辱を与えるなどと恐れるより、私に頼れる、信頼できると感じること――を見るようにすればよかった、と後悔するでしょう。しかし今は、待ち合わせの時間に現れない娘の友人に振り回されたことに対し、あまりにも腹立たしく、ここでの娘の問題をきちんと察することができません。

　私は、独りよがりな憤慨の渦に巻き込まれてしまっています。私の自我は、待っていたくない、利用されたくないのです。大騒ぎはしないと言って娘をもう一度安心させますが、でも同時に、私は利用されていると感じているため、今すぐこのことについて話し合いたいのです。

私は、眠たそうな娘の友人の母親に対して、苛立ちの色を帯びた早朝の質問タイムを始めます。そして心の中では怒りで湯気を立てながら、実際は結果的に非常に短い時間となる間、待ちます。

そこで、娘の友人が現れ、問題は解決しました。しかし私の記憶の中では、解決していません。私の記憶には、私がマインドフルな状態で素早く読み取ってあげられなかった娘の表情がいまだに残っています。私は、ずっとその記憶を留めておきたいと思っています。もし私が読み取ってあげられていたならば、怒りはその場ですぐに消えていたでしょう。

「正しく」あるという狭い視野に固執することには代償があります。一過性の私の機嫌など、娘からの信頼に比べれば、まったく重要なことではありません。しかしその瞬間、娘の信頼は、どうでもよいこととして踏みつけられたのです。気づかいや気づきがなければ、狭量な感情の状態はその瞬間を支配してしまいます。これは常に起こっています。私たちが他者や私たち自身に与える集合的痛みは、私たちの魂を酷く痛めつけます。それを認めるのは難しいことですし、自分自身に関してならば特にそうですが、私たちはあまりにも頻繁に、自分の色で染めた怒りに溺れ、屈しているのかもしれません。

キャットフード・レッスン

私は、汚れがこびりついた猫用の皿が、台所のシンクに私たちの皿と一緒に入っているのを見つけると、とても嫌な気持ちになります。なぜこれがこんなにも強く私の気に障るのかわかりませんが、気に障るのです。もしかしたら、私が子どもの頃にペットを飼っていなかったからかもしれません。それとも、それが公衆衛生の脅威になると思っているのかもしれません（つまり、ウィルスとかそういった類です）。猫の皿を洗おうと決めると、まずシンクにいっぱいになった私たちの皿を洗い、次に猫の皿を洗います。とにかく、私は猫の汚い皿がシンクに入っているのを見つけるとすごく嫌で、それを見つけるとすぐに反応をしてしまいます。

まず、私は怒ります。その後、怒りはより攻撃的なものになり、誰であれ私が犯人だと思う人物、通常は妻マイラに、その怒りを向けている自分に気づきます。私は、彼女が私の気持ちを尊重してくれないので傷つきます。猫の皿がシンクにあるのが嫌だ、気分が悪くなる、ということは数え切れないほど何度も彼女に話しています。自分で知る限り最高の丁寧さで、やらないでほしいとお願いしているのに、彼女はたいてい、やはりやってしまうのです。彼女は、私が他愛もないことで強迫観念に囚われているだけだと感じ、時間がないときは、汚れのこびりついた猫用の皿をシンクに浸けておいてしまうのです。

シンクに猫のエサを発見すると、たいてい、私は怒り、傷つき、「私は」正しいとわかっているので、それらは「私の」怒りの中で、「私の」痛みの中で、すべて正当化され、すぐに熱の入った議論へとエスカレートします。猫のエサはシンクにあるべきではない！　そしてシンクにあると、私の自己中心化がだいぶ強くなってしまうのです。

最近、自分がこの件に関してそれほど怒らないことに気づきました。どう対処するかを特に変えようと努力したわけではありません。猫のエサに関して今も同じように感じますが、なぜか、この全体像をより大きな気づきとユーモアをもって、違ったように見ているのです。たとえば、今同じことが起こると——そして苛つくような頻度で起こるのですが——私は、自分の反応が起こるその瞬間にそれに気づき、それを見るのです。「まさにこれだ！」、と自分に言い聞かせるのです！

私は、怒りが内側で高まっているのを観察します。これは、軽度の嫌悪感から始まることがわかりました。そして、軽度どころではない、裏切られたという感情が湧き上がるのに気づきます。家族の誰かが、私の要望を尊重してくれなかった。だから私は、これを他意あるものと受け止める。なんだかんだいっても、私の感情は、家族の中で無視できないだろう？

私は、自分の反応を行動に移すことなく、じっくりと観察することで、台所のシンクでの反応を実験してみました。最初の感情である嫌悪感は、そこまで悪いものではなく、その嫌悪感を抱いたままでいて、それを吸い込み、そしてただそれを感じるように自分を許せば、数秒でどこかへとなくなってしまうといえます。また、猫のエサ以上に私を怒らせるのは、裏切られたという感覚や私の希望が妨げられたという感覚であるということに気づきました。ということで、私の怒りの根源は、本当は猫のエサそのものではないことを発見しました。それは、私の言うことを聞いてくれない、尊重してもらえない、ということなのです。猫のエサとはまったく違います。あーそうか！

そして、妻と子どもたちはこのことすべてに対しまったく違う見方をしていることを思い出します。彼女たちは、私がくだらないことで大騒ぎしていると思っており、彼女たちが妥当だと思う私の要望には敬意を払ってくれますが、それ以外の妥当ではないと思うものについては、彼女たちはおそらく私のことなど考えることさえもなく、お構いなしにやってしまうのです。

こうして、私は他意あるものと受け止めることをやめました。本当に猫のエサがシンクにあるのが嫌なときは、袖を捲り上げ、その瞬間に皿を洗います。もしくは、皿をそのままにして、そこから立ち去ります。この件に関して、私たちはケンカをしなくなりました。実のところ、今やシンクにあの腹立たしいものが入っているのを見つけると、笑顔でいる自分に気づきます。結局のところ、この猫の汚れた皿は、たくさんのことを私に教えてくれたのです。

エクササイズ

あなたがイライラする、もしくは腹が立つ状況での自分の反応を観察してみましょう。あなたを「怒らせる」何かについて話しているだけでも、それがいかにあなたの力を他者へ明け渡してしまうかに気づいてください。そのような場は、マインドフルネスを鍋として実験するためのよい機会になります。その鍋には、あなたの感情すべてを入れて、ゆっくりと調理されるのを待ちながら、今すぐ何かをする必要などないことを自分に言い聞かせ、マインドフルネスの鍋の中にそれら感情を入れておくだけで、もっと調理され、もっと消化しやすくなり、より理解できるようになることを自分に言い聞かせ、あなたはそこにただ一緒にいればいいのです。

あなたの感情が物の見方を作るそのやり方や、そしておそらくその見方は完全ではないということを、観察してください。その状態は問題がないこと、そしてそれがあなたを善人にも悪人にもしないことを、受け入れることができますか？　どんどん強くなる感情を鍋に入れ、感情を外に向けて発散したり、世界が自分の思い通りになるよう無理強いすることなく、ただそのまま保ちながら感情が調理される様子を探索してみるほど忍耐強く、勇敢になれますか？　この練習が、あなた自身を新しい方法で知ること、古くて使い古された、限られた見方から自由になることにつながることがわかりますか？

マインドフルネスの実践としての子育て

私は二十代前半に瞑想を始めました。その頃は、時間にいくらか自由が利いたし、十日間や二週間ほどになる瞑想合宿にも定期的に参加することができました。これらの合宿は、参加者が早朝から夜遅くまで、心のこもった菜食主義の食事を何度か摂りながら、無言のまま毎日をただマインドフルに瞑想したり歩いたりすることに打ち込むことができるようになっています。このある種の修行においては、私たちは素晴らしい先生方にサポートしてもらえ、そうした先生方は私たちの実践をより深くより広いものにするために、夜になると元気づけてくれるような話をしてくれ、折を見つけてはどう過ごしているか個別の面談をしてくれました。

こうした合宿は、人生における他のすべてを保留にし、どこか快適で静かな田舎の場所に行き、世話をしてもらえ、唯一の現実的な課題はただ実践、実践、実践に励むことである、非常にシンプルで内観的な生活を送ることができたため、私はこうした合宿が大好きでした。

念のためいっておきますが、簡単なことではありませんでした。何時間もじっと座っていることからくる身体の酷い痛みがたいていありました。でもそれは、心と身体がより静止して忙しくなくなる際に、時折浮き上がってくる感情的な痛みに比べれば、マシなものでした。

妻と私が子どもを持とうと決めたとき、こうした合宿を、少なくともしばらくは諦めなくてはならないであろうことはわかっていました。私は、常に子どもたちのそばについている必要がなくなるくらいまで子どもたちが成長すれば、またあの内観的な環境へといつでも戻っていけるということを自分に言い聞かせました。年老いた男になってあの修道院のような生活に戻るという幻想には、ちょっとしたロマンのような感覚があります。こうした合宿を諦める、もしくは少なくとも大幅に減らすという見通しは、そんなに気になりませんでした。なぜなら、それらの合宿を大切に思ってはいたけれど、子どもを持つことそれ自体を瞑想の合宿――私が諦めようとしていた合宿における、静けさとシンプルさ以外の最も大切な特徴を持つもの――として見ることができる方法であると決めたからです。

私はこう見ました。赤ちゃん一人ひとりを、人生にパラシュートで落下させられてきた小さな仏陀か禅師、専属のマインドフルネスの教師ととらえます。彼らの存在や行為は、間違いなくあなたが持つすべてのボタンを押し、あなたが持つすべての信念と限界に挑戦し、あなたが何に固執しているかに気づき、そしてそれを手放すための絶え間ない機会を与えてくれるのです。子ども一人につき、善行を行うための、実質的に休みなどない、少なくとも十八年間の合宿です。合宿のスケジュールは容赦なく、継続的な無私無欲の行為と慈悲を要求してきます。そのときまで、若い独身者にとってまったく普通である、基本的に自分の個人的なニーズや要求を満たすべく世話をしていた私の人生は、非常に大きく変わろうとしていたところでした。

親になるということは明らかに、私の大人としての人生において、そのときまでで経験した最大の変革でした。子育てをきちんとこなすことは、最も高い透明性を持った視野を要求し、これまで経験したことがないような、手放すこと、そのままでいることなどを要求してきたのでした。

たとえば、赤ちゃんは絶え間なく世話を必要とします。赤ちゃんのニーズは、あなたではなく赤ちゃんの都合に合わせて満たさなければならず、さらに、あなたがしたいときだけでなく毎日しなくてはいけないのです。最も大切なことですが、赤ちゃんや子どもは、元気に育つために、あなたが完全にそこに存在することを必要としています。赤ちゃんは抱っこをしてもらう必要がありますし、それは多ければ多いほどいいわけで、一緒に歩き、歌を歌い、揺らし、遊び、慰め、あなたが渇き切って疲れ果て、ただ眠りたいと思うときや、どこか他に急いで果たさなければならない義務や責任があるときでも、ときには夜遅く、または朝早く、栄養を与えてあげる必要があるのです。子どもたちの深くて変わり続けるニーズはすべて、両親にとって、自動操縦モードでこなすのではなく完全にそこにあり、機械的ではなく意識的に応対し、子ども一人ひとりに存在を感じ、その子の活気、生命力、純粋さが、私たち自身のそれらを呼び起こすことを許すための、完璧な機会なのです。私は、もし子どもたちや家族を私の教師とさせることができるのならば、そしてペースが速く荒れ狂った生活の中で、注意深く人生の学びを認識し、耳を傾けることを思い出すことができるのならば、子育てはまさにマインドフルネスを深める完璧な機会に他ならないと感じました。

長期間にわたる合宿と同様に、そこには、楽な期間とつらい期間、素晴らしい瞬間と酷く痛ましい瞬間があります。これらすべてを通じ、子育てを瞑想の合宿ととらえ、子どもたちと家族の状況を私の教師として尊重するという原則は、その重要性と価値を何度も何度も証明してきました。子育てとは、プレッシャーの高い仕事です。はじめの時期は、十人分のフルタイムの仕事にも相当するように感じますが、すべてをこなすために通常は二人しかおらず、一人しかいないことさえあります。どのように育てるかを教えてくれるマニュアルが赤ちゃんについてくるわけでもありません。世界で最もうまくやるのが難しい仕事であり、ほとんどの場合、自分がうまくやっているかどうかや、うまくやるというのが何を意味するかさえもわかりません。また、実質的には子育てのための準備や研修などはなく、ＯＪＴのように、その時どきに物事が展開するのにあわせて研修していくしかないのです。

最初は、小休憩というような貴重な機会などほとんどありません。ずっと従事するよう仕事があなたを求めてくるのです。そして子どもたちは、世の中のことや自分たちが何者であるかを知ろうと、常にあなたを極限まで追い詰めます。さらに、子どもたちが成長し発育していくと、子どもたちは変わってしまいます。あなたがある状況にどうかかわっていくかをわかり始めるや否や、子どもたちはその状況から脱し、あなたがこれまで見たこともないような状況へと成長していきます。古い見方にいつまでもしがみつかないためにも、あなたは常にマインドフルでその瞬間に存在していなければならないのです。そしてもちろん、子育ての世界では、物事をいかに「正しく」行うかについて、平凡な答えや簡単な方程式があるわけではありません。これはつまり、あなたは創造的で困難な状況にやむを得ずほとんど常にいることになると同時に、何度も何度も、さらに何度も、反復的なたくさんの仕事に直面するのです。

さらに、子どもが成長して自分自身の考えや強い意志を持つようになると、より困難になります。特に話ができるようになる前の、一番かわいくて愛らしいときの赤ちゃんのシンプルなニーズを満たそうとする世話と、もっと年上の子どもと絶え間なく意志の衝突をする際に、わずかな知恵とバランスをもって（結局のところ、大人なのは**あなた**ですから）明確に理解し効果的に反応しようとする世話とは、まったくの別ものなのです。こうした子どもたちは、常に抱きしめたいくらいにかわいらしいわけでもなく、堂々巡りの言い合いをしたり、情け容赦なくお互いを貶し、ケンカし、反抗し、聞くことを拒否し、あなたの指導や明確な説明を必要とするような社会的状況にいながらも、それを隠したりするのです。簡単にいえば、あなたが自分の時間をほとんど持てないほど継続的にエネルギーを注ぐことを必要とします。あなたの冷静さや明晰さに激しく挑み、「自制心を失っている」自分に気づいてしまうような状況をリストアップすれば、きりがありません。あなたや子どもを救うような逃げ場はなく、隠れ場もなく、状況を変えるものもありません。子どもは、あなたの弱点、気質、あなたが触れられたくないところ、あなたの短所、あなたの矛盾、そしてあなたの失敗など、内側からそして間近からすべてをじっくり見ることになるでしょう。

こうした試練は、子育てやマインドフルネスの実践において障害にはなりません。もしあなたがそのように見ることを思い出すことさえできるのなら、これこそが実践なのです。そうでなければ、親としてのあなたの人生は、非常に長く不満の残る義務となり、強さや目的の明確さを欠いてしまうために、子どもやあなた自身の内なる善良さを尊重したり、それを見ることすら忘れてしまう可能性があります。子どもは、常に子どものニーズや内なる美しさを十分に評価されない子ども時代により、簡単に傷つき、弱ってしまうのです。傷つくことで、子どもやその家族に、自信や自尊心、そしてコミュニケーションや能力に関するより多くの問題を生み出し、そうした問題は、子どもが大きくなるにつれて自然に消えるどころか、通常は大きくなっていきます。親として、私たちはこうした弱さや傷からくる兆候に気づき、癒すために何かをしてあげられるほど心が広くないかもしれません。なぜなら、それはある程度、私たち自身もしくは私たちの認識不足からきているのかもしれないからです。また、それはとらえにくく、簡単にないことにしてしまうこともでき、他の原因のせいにすることもできるので、私たちの心の中では、本来は私たちが負うべき責任から逃れることができるのです。

外側に発せられるエネルギーを考えれば、そこには親をときおり慰め、活力を与える、何らかのエネルギーが入ってきているはずで、そうでなければこの過程自体、長く続けることは難しいでしょう。このエネルギーはどこからやってきているのでしょうか？　私が考えられるのは、二つの源だけです。あなたのパートナー、他の家族、友達、ベビーシッターなどから得られる、もしくは自分の好きなことを少なくともときどきすることから得られる、外側のサポート。もう一つは、静寂に身を置くこと、ただあること、ただ座ること、もしくは少しヨガを行うこと、必要な方法で心に栄養を与えること、などのために、少しだけ時間を作ることができるのであれば、そのような正式な瞑想の実践から得られる内なるサポートです。

家の中では、静かで誰にも気を取られることのない時間が他にないので、私は早朝に瞑想を行います。仕事やその他の義務で、そのときにせずにもっと遅い時間に行うと、私は疲れすぎ、もしくは忙しすぎてしまうかもしれないからです。それから、早朝に実践することが、その日一日の調子を決めることにも気づきました。早朝の瞑想は、何が重要であるかを思い出させ、確認させてくれる作業であり、さらに、マインドフルネスがその日の他の側面においても自然と溢れていくための準備をしてくれます。

でも、家に赤ちゃんがいると、朝の時間でさえ競争です。何かに囚われていることなどできません。なぜなら、たとえ注意深く準備したとしても、何かをしようとすれば常に邪魔されたりまったく妨げられてしまったりするのです。我が家の赤ちゃんたちは、ほとんど寝てくれませんでした。いつも、夜遅くまで起き、朝早く目覚め、特に私が瞑想中はそれが顕著でした。私が目覚めるとまるでそれを感じ取るように、赤ちゃんたちも起きるのでした。ときには瞑想やヨガをするための自分の時間を午前四時にしなければならない日もありました。また他のときには、どうでもいいほど疲れ切っていて、今は睡眠の方がずっと大切だと考えたこともありました。そしてときには、赤ちゃんを膝の上に乗せて座り、いつまで続くかは赤ちゃんに任せることにして瞑想をしたこともありました。赤ちゃんを瞑想用のブランケットに包んで頭だけ出させると、赤ちゃんはとても気に入ってたいていは長い間静かにそのままでいてくれ、私はその間、私の呼吸だけではなく、私と赤ちゃんの呼吸に集中したのでした。

　この頃に強く感じたのは、これは今も同じように思っていることですが、私の身体や呼吸や、赤ちゃんと一緒に座りながら、私が赤ちゃんを抱いていたことによる、密な接触に対する気づきが、赤ちゃんが落ち着きを感じ、静寂や自分が受け入れられているという感覚を身につけていくのに役立ったのではないか、ということです。そして、大人の考えや心配でいっぱいになっていないために、私よりも深くて純粋な赤ちゃんの内なるリラクゼーションは、私がより落ち着きリラックスしてその瞬間にただあることを手助けしてくれたのでした。よちよち歩きを始めると、子どもが私の身体をよじ登り、乗っかり、私の身体からぶら下がる中、ヨガをやったものでした。床で遊んでいると、二人で一緒にできるような、共同作業の新しいヨガのポーズを自然と発見したものでした。主に言葉を使わない、マインドフルで、敬意を示せる、この種の身体を使った遊びは、父親の私にとって、とてつもなく楽しく喜ばしいことであり、また私たちが分かち合える深いつながりの源でした。

　子どもの歳が上がれば上がるほど、彼らが今なお生きる禅師なのだということを覚えておくのが難しくなっていきます。子どもたちの人生に私が直接口出しすることが徐々に少なくなっていくにつれ、マインドフルでいつつ反応しないということ、そして自分のリアクションや過剰な反応をはっきりと見ること、怒っているときにその怒りを認めること、という挑戦がより大きくなっていくようです。何が起こっているのかを私が把握する前に、私自身が育った環境で作られた古いカセットテープが、最大のボリュームで再生されるようです。典型的な男性の事柄、家族内での私の役目や、合法・非合法の権利、私の力をどう行使するか、家庭の中でどれだけ快適に感じるか、年齢や今いる段階の違う人たちの集まりの中での個人間の関わり合い、常に競い合われているニーズなどです。毎日が新たな挑戦です。たいていは圧倒されるように感じますが、ときには非常に孤独に感じることもあります。隔たりが広がっていくのを感じ、健全な精神の発達と探求には、距離が重要であることがわかります。しかし離れていくことは、健全でもありますが、つらくもあります。ときに私は、自分自身が大人でいることとはどんな意味があるのかわからなくなり、子どもじみた振る舞いに終始してしまいます。その瞬間の課題に私がマインドフルでないと、子どもたちはすぐに私を正し、目を覚まさせてくれます。

子育てや家庭生活は、マインドフルネスの実践にとって完璧な場となり得ますが、気の弱い人、自分勝手な人、不精な人、救いようがないほど感傷的な人には向かないでしょう。子育てとは、強制的に自分と向き合わせる鏡なのです。自分が観察したことから学び取ることができるのであれば、自分を成長させ続ける可能性があるかもしれません。

エクササイズ

もしあなたに子どもや孫がいるならば、子どもたちをあなたの教師として見てみましょう。ときには無言で子どもたちを観察してみましょう。子どもの話をもっとじっくり聞いてみましょう。ボディランゲージを読み取ってみましょう。子どもたちの行動、何を描くか、何を見るか、どのように振る舞うかをじっくり見て、子どもたちの自尊心の高さを評価してみましょう。この瞬間における子どもたちのニーズは何でしょうか？　子どもたちの一日のニーズは？　子どもたちのこの時期のニーズは？「今、私は子どもたちにどう手助けできるだろうか？」と問いかけしてください。そして心があなたに語るものに従ってください。そして、あなたがタイミングや話の組み立て方に非常に気を配り、まさに適切なタイミングである場合を除いては、ほとんどの場合において、アドバイスはおそらく最も役立たないことを覚えておいてください。その瞬間に完全にそこにおり、心を開き、何にでも対応できる状態でただ精神を統一することが、子どもたちへの素晴らしい贈り物となります。そして、マインドフルにハグすることも悪くないでしょう。

子育て　その2

もちろん、あなたの子どもがあなたの教師であるのと同じくらい、あなたはあなたの子どもにとって重要な人生の先生であり、どのようにその役目を果たすかが、子どもたちの人生そしてあなたの人生にも大きな違いを生みます。私は子育てを、わりと長い、でも一時的な後見人制度ととらえています。子どもを「自分たちの」もしくは「自分の」子どもとして見て、自分たちのニーズを満たすように形作ったりコントロールしたりできる、自分たちだけの所有物としてかかわり始めたら、私が思うに、非常に問題です。好むと好まざるとにかかわりなく、子どもたちは子どもたち自身であり、ずっとそうであり続けます。しかし子どもたちが完全に人間らしくなるために、大きな愛とガイダンスが必要なのです。適切な後見人またはガイドは、同じ道をたどってくる次の世代にとって、最も重要なものを譲り渡していくのに、豊富な英知と忍耐を持っている必要があります。一部の人——私自身も含め——は、子どもたちが後にもっとしっかりと自力で探求する道を進んでいくための強さ、見方、スキルを成長させられるように守りながら、子育てという仕事をきちんとこなすための養育や慈愛に関する基本的本能に加え、実際は、絶え間なく続くマインドフルネスを必要としています。

人生において瞑想に価値を見出す人たちの中には、子どもたちにまで瞑想を教えようとする人もいます。これはとんでもない間違いになり得ます。私の考えでは、知恵、瞑想または他の何かを自分の子どもたち、特にまだ小さいうちに授ける最善の方法は、自分でそれを生き、自分が一番授けたいことを体現すること、そして口で伝えようとしないことです。瞑想のことを話せば話すほど、または瞑想を賞賛すればするほど、または一定の方法で子どもに物事に取り組ませようとすればするほど、それに対する子供の興味を一生削いでしまうことでしょう。子どもたちは、あなたが自分の見方に固執していること、子どもを支配し、子どもには当てはまらない、あなたにとっての信条を押しつけることとの裏にあるあなたの攻撃性を感じ取り、これは子どもではなくあなたにとってよい生き方なのだということに気づくでしょう。子どもたちが成長するにつれ、その偽善や、見せかけと本物の違いを子どもたちは見破ることができるようになるかもしれません。

もしあなたが瞑想の実践に熱心ならば、子どもたちは自然とそれを知りわかるようになるでしょうし、人生の一部、通常の活動として当然のように受け入れるようになるでしょう。ときに子どもたちは、親がするほとんどのことを真似したがるように、あなたの真似をしたいとさえ思うかもしれません。つまりは、子どもたち自らが瞑想を学び実践する動機を持たなければならないということで、親が口出しをするのは子どもたちの興味が維持する程度だけに留めるべきなのです。

本物の教えとは、ほとんど言葉などいりません。私の子どもたちは、私がヨガをしている姿を見て、ときどき私と一緒にヨガをやります。しかしほとんどの場合は、子どもたちにはもっと重要なことがあるので、ヨガには興味を持ちません。瞑想にも同じことがいえます。それでも子どもたちは瞑想について知っています。どんなものなのかというある程度の知識は持っており、私が大切に実践しているということも知っています。そして子どもたちが瞑想したいと思うときには、小さかった頃に私と一緒にやった経験から、どうやって瞑想すればいいのかもわかっています。

あなたが自分で実践していれば、子どもたちに瞑想の提案をするのに妥当なタイミングがあるということがわかるでしょう。そうした提案は、そのときにはうまく働くかもしれませんし、働かないかもしれませんが、それが、後々に芽が出る種となる場合もあります。よいタイミングは、子どもたちが痛みや恐怖を経験しているときや、寝つけないときなどです。高圧的になったり強要したりすることなく、子どもたちに、呼吸に意識を集中してゆっくりと呼吸し、小さな舟で波に揺られ、恐怖や痛みを観察して、イメージや色を探し、想像力を使ってその状況で「遊んで」みるよう提案し、これらは映画のように、単に心の映像であることを思い出させてあげるといいでしょう。子どもたちが映画、考え、イメージ、色を変えることができるのです。そうすればときには、子どもたちはより早く気分がよくなり、より自分の状況をコントロールできると感じることもあります。

これはときに、未就学の年齢では効果的ですが、六歳や七歳くらいになると、恥ずかしがったりバカバカしいと感じたりすることもあります。しかしこうした時も過ぎ、一定の時期になれば再び、子どもたちはこうしたことを受け入れられるようになります。いずれにしても、恐怖や痛みに取り組むための内なる方法があるということを示唆する種がすでに撒かれているので、たいていは歳が上がると子どもたちはこの知識へと戻ってきます。直接の体験から、自分たちは単なる考えや感情の存在ではないこと、さまざまな状況に参加し、その結果に影響を及ぼすことができる、より多くの選択肢が手に入る方法があるということを知るでしょう。そして、他の人たちの心が動揺しているからといって、自分たちの心までもが動揺する必要はないのだということを知るでしょう。

道の途中に潜む落とし穴

もしあなたが、生涯にわたるマインドフルネスの実践という道を歩いて行くのなら、その旅の途中で最大の障害となり得るものは間違いなく、あなたの考える心でしょう。

・

たとえば、特にこれまで経験したことを超越するような満足のいく瞬間があれば余計に、自分が何かを成し遂げたと考えるようになるかもしれません。そして自分はどこかに到達したとか、瞑想の実践は「効果がある」と思うかもしれませんし、それを口にすることさえするかもしれません。それが何であろうがこの特別な感覚や理解をエゴが主張し、その功績を認められたいと思うのです。このようなことが起これば、すぐに、あなたはもはや瞑想ではなく、宣伝に興味を持ってしまいます。この状況に陥るのは非常に簡単で、自分を大きく見せようという癖を保持するために瞑想の実践を利用するのです。

この状況に陥るやいなや、物事をはっきりと見ることができなくなります。明晰な洞察でさえ、いったんこのような利己的な考えに囚われてしまうと、あっという間に雲で覆われ、その本質性を失ってしまいます。「私が」「私に」「私の」という脚色すべてが、あなた自身の心や直接的経験からくる純粋さからあなたを遠くへ押し流してしまう、ただの考えの流れなのです。このように覚えておくことで、私たちが一番瞑想を必要とし、なおかつ実践を妨げようとするその瞬間に、瞑想の実践が生き生きしたものとなります。このおかげで私たちは、問いかけの精神と純粋な好奇心で深く見つめ、そして常に「これは何だろう？」「これは何だろう？」と尋ね続けることができるのです。

もしくは、もしかしたらときには、自分が瞑想の実践で何の進展もしていないと考えている自分に気づくかもしれません。起こってほしいと願うものは何も起こっていないのです。生気を失った感覚や退屈さを感じます。ここでもまた、考えることが問題なのです。何かを達成していると感じることは悪いことではなく、また同様に、退屈だとか、生気を失ったとか、何も進展していないと感じたりすることは悪いことではありません。実際のところ、瞑想の実践がより深くよりしっかりしたものになってきたことを示す兆候が実践の中に現れるかもしれません。落とし穴は、そのような経験や考えを誇張したり、その経験や考えが特別なものだと信じ始めてしまったときです。瞑想の実践が滞り、あなたの成長も共に滞るのは、あなたが自分の経験に囚われたときなのです。

エクササイズ

自分が何かを達成しているとか、自分が行くべきところに進んでいないと考えている自分に気づいたら、次のように問いかけることが役立つかもしれません。「私は何を得ようと思っているのか?」「何かを得ようと思っているのは誰か?」「観察して受け入れる心の状態が失われることがあるのはなぜか?」「私は毎瞬毎瞬、マインドフルネスを招き入れているか?　それとも形式を瞑想の本質と履き違え、形だけの瞑想の実践に酔っているのか?」「瞑想をテクニックとして使っていないか?」。

こうした質問は、自分のことばかりに心を向けがちなとき、心を込めない習慣、強烈な感情などが、瞑想の実践を支配した瞬間を切り抜けるのに役立ちます。これらの質問が、あなたをその瞬間瞬間のそのままの新鮮さや美しさにさっと連れ戻してくれます。もしかしたら、あなたは、瞑想とは、何かを成し遂げようと努力することではなく、単にすでにいる場所であるがままの状態でただあることを自らに許すという、一つの人間の活動だということを忘れていたか、きちんと理解していなかったのかもしれません。これは今起こっていることや自分が今いる場所が好きでなかったりすると、飲み込むには苦すぎる薬かもしれませんが、そのようなときにこそ、飲み込む価値があるのです。

マインドフルネスはスピリチュアルか？

「スピリット（spirit）」という単語を辞書で引いてみると、ラテン語のspirareという、「呼吸する」ことを意味する単語からきていることがわかります。吸う呼吸はinspirationで、吐く呼吸はexpirationです。これらの単語からは、生命の呼吸、生命力、意識、魂などの私たちに授けられた聖なる贈り物とされるものとスピリット（精神、精霊）の関連性、つまりは神聖で神秘的で、言葉にできないほど神々しいという意味合いが生じます。最も深い意味では、呼吸そのものがスピリット（精神、精霊）からの究極の贈り物なのです。しかし、これまで見てきたように、その美しさの深さや広さは、私たちの意識が他のどこかに夢中になっている限りは私たちにはわかり得ないままとなってしまいます。マインドフルネスの作業とは、私たちが手にするすべての瞬間において、活力に目覚めることです。覚醒状態の中では、すべてがインスピレーションを与えてくれます。スピリット（精神、精霊）の領域から除外されるものなどありません。

私はできる限り「スピリチュアル」という言葉を使わないようにしています。マインドフルネスを医療や保健の主流に採用している病院での私の仕事において、または、多民族を対象とした貧困街にあるストレス軽減クリニック、刑務所、学校や、企業やスポーツ選手などを相手にする、私たちが働く環境において、「スピリチュアル」という言葉は便利なわけでもなければ、必要でもなく、適切でもありません。また、「スピリチュアル」という言葉が、私自身の瞑想の実践を磨き深める方法に対して特にしっくりくるとも思いません。

これは、瞑想が基本的に「スピリチュアルな実践」であるという考えを否定しているわけではありません。ただ私は、その単語の不正確かつ不完全で、多くの場合に誤った使われ方をしているニュアンスに問題があると思うのです。瞑想とは、自らを成長させ、自らのものの見方、考え、意識を研ぎ澄ますための深遠な道のりとなり得ます。しかし私からすれば、スピリチュアルという言葉は、解決する問題と比べ、もっと多くの実際的な問題を生み出すと思うのです。

中には、瞑想を「意識の鍛錬」と表現する人もいます。私は、こちらの語句の方が、「スピリチュアルな実践」という言葉より好きです。なぜなら、「スピリチュアル」という言葉は、人によってあまりにも違うニュアンスを想起させるからです。これらのニュアンスすべてが、ほとんどの人がきちんと吟味したがらない信念体系や無意識のうちにある期待と絡み合うことは避けられず、そのため、私たちの成長や、本物の成長は可能なのだということを耳にすることさえも、あまりにも簡単に妨げられてしまうのです。

ときどき病院で、私のところにやってきて、ストレス軽減クリニックで過ごした時間が自分にとって最もスピリチュアルな経験だったと話してくれる人がいます。彼らがそのように感じてくれることを私はうれしく思います。なぜなら、それは瞑想に対する彼ら自身の直接的な経験からくることであり、何かの理論やイデオロギー、信念体系からきたものではないからです。私は通常、彼らが本当に何を伝えたいのか理解していると思っています。しかし同時に、究極的には言語化などを超越したものである内なる経験に、彼らが言葉を当てはめようとしていることも私はわかっています。しかし私が最も願っているのは、彼らの経験や洞察が何であれ、それが続くこと、根を張ること、生き続けること、成長することです。きっと、実践とは何かを達成することではまったくなく、快適または深遠なスピリチュアルな経験にたどり着くことでさえもないということを、彼らはどこかで耳にしてくれるでしょう。マインドフルネスが希望的観測またはその逆を含めたすべての考えを超越したものであることや、今この場所がこの作業が継続的に展開していく舞台であるということを、彼らはきっと理解するようになってくれるでしょう。

スピリチュアリティー（精神性、精神世界）という概念は、私たちの考えを広げるどころか、狭めてしまうこともあります。あまりにもよくあるのが、あるものがスピリチュアルと受け取られ、他のものは除外されるということです。科学はスピリチュアルでしょうか？　母親でいることや父親でいることはスピリチュアルでしょうか？　犬はスピリチュアルでしょうか？　身体はスピリチュアルでしょうか？　心はスピリチュアルでしょうか？　出産は？　食べることは？　絵具で絵を描くこと、演奏すること、散歩したり、花を見ることは？　呼吸をすること、登山をすることはスピリチュアルでしょうか？　もちろん、あなたがこれらにどのように出会い、どのような気づきの中でこれらに取り組むかによって異なります。

マインドフルネスは、「スピリチュアル」という言葉が本来内包するべき光によってすべてを輝かせます。アインシュタインは物理的宇宙に内在する秩序について熟考していたときに経験した「あの宇宙的な宗教的感覚」について語ったことがあります。八十歳でついにノーベル賞を受賞して認められるまで、その研究を男性の同僚たちから無視され軽蔑されていた偉大な遺伝学者バーバラ・マクリントックは、トウモロコシの遺伝子の複雑さを解き理解する取り組みにおいて、「有機体に対する思い」と題して語ったことがあります。おそらく、究極的には、スピリチュアルとは単に、全体性や相互関連性を直接経験すること、個体や全体は互いに織り交ざりあっていることを理解すること、分離した無関係なものなど一つもないということを理解すること、なのかもしれません。もしこのように見てみれば、最も深い意味においてすべてがスピリチュアルになります。科学に取り組むこともスピリチュアルです。お皿洗いだってそうです。大切なのは、内なる経験です。そしてあなたは、その経験をしているその場にいなければならないのです。その他のことはすべて、単なる考えにすぎません。

同時に、自己欺瞞、思い込み、脚色、自己誇張、宣伝したいという衝動、他の生き物に対して向けられる搾取や冷酷さなどの傾向に対して用心しなくてはいけません。どの時代においても、危害の多くは、スピリチュアルな「真実」に関するたった一つの見方に固執している人からやってきます。さらにそれよりも多くの危害が、スピリチュアルという覆いの陰に隠れ、自分の欲求を満たすために他者を傷つけたいと願っている人たちからやってきます。

さらに、私たちが抱く「スピリチュアリティー」という考えは多くの場合、少しだけ聖人ぶった共鳴音と共に、波長が合った耳に対して音を奏でるのです。スピリット（精神、精霊）という言葉に関して、言葉の表面だけしか理解しない狭いものの見方は通常、身体、心、物質の「醜い」「汚染された」「欺かれた」領域よりも、スピリット（精神、精霊）の方が大切だと判断します。そのような見方に陥ると、人々は人生から逃げるためにスピリット（精神、精霊）という考えを利用することだってできてしまうのです。

神話的な視点からすると、ジェイムズ・ヒルマンなどの元型的心理学者が指摘するように、スピリット（精神、精霊）の概念は上へと上昇する性質があります。そのエネルギーは、地球上にあるこの世の性質から、すべてが一体性、涅槃、天国、宇宙的調和へと溶け合う場所である、非物質的な、光と輝きに満たされた世界、相対性を超越した世界へと上がり、上昇を具現化しています。しかし、一体性が、人間の経験としてあまりにも稀有なものである一方で、それで話は終わりというわけではありません。さらにたいていは、ただ単に九割が希望的観測（観測も考えではあるのですが）で、直接的な経験は一割にすぎないのです。スピリチュアルな一体性の探求、特に若い頃におけるそれは、しばしば未熟さによって、また、痛み、苦悩、そして個性と本質や、じっとりした暗さも含むこの世界の責任から逃れたいという現実離れした切望によって、突き動かされるものです。

超越という考え方は、偉大な逃避、妄想へのハイオクガソリンになり得ます。これが、仏教の伝統、特に禅において、通常そして日常へ、元の位置へ戻ることに重点を置いている理由なのです。禅では「市場で自由気ままに過ごす」という表現を使います。これは、どこにいても、どんな状況においても、上でも下でもなく、単に現在に、でも完全に現在において、グラウンディング（地に足をつけている）ができていることを意味します。また、禅の実践者たちは、まったくもって失礼で、でも素晴らしく挑発的な格言を持っています。「ブッダに会ったらブッダを殺せ」。これはつまり、ブッダまたは悟りに対する概念的な固執は、それがなんであれ、目標からはかけ離れているということです。

私たちが山の瞑想で使った山のイメージは、単に山頂が気高く、日常生活の「下劣さ」すべてよりも高いところにあるということだけではありません。これはまた、麓が根づいていること、岩に根差し、物理的には、霧や雨、雪、寒さ、感情的には、絶望、怒り、混乱、痛み、苦悩などすべての状態と共にそこに座るという意志なのです。

精神医学を学ぶ学生が思い出させてくれたのですが、岩は「スピリット（精神、精霊）」よりも、「魂」のシンボルです。その方向は下に向き、象徴的な魂の旅は下降し、地下に向かうというものです。水も魂の象徴で、下向きの要素を具現化しており、湖の瞑想でやったように、低い場所へ溜まり、岩に抱かれ、暗く神秘的で感受性が高く、通常、冷たく湿っています。

魂の感情は、同一性というより多様性に根差しており、複雑さやあいまいさ、個性と本質の中に根づいています。魂の話は、探求の話、人生を賭ける話、暗闇を耐え影に出会う話、地下に埋められたり水面下に沈められる話、当惑してときには混乱する話、しかしそれにもかかわらず我慢するという話です。我慢する中で、私たちは非常に恐れつつ、それでも直面する暗闇や地下に沈んだ暗黒から浮かび上がりながら、究極的には、自らが持つ黄金に触れるようになります。この黄金はずっとそこにあったのですが、しかしこの暗闇や苦悩への下降を通じて、改めて発見される必要があったのです。他の人には見えなくても、そしてときには自分でさえも見えなくても、それは私たちのものなのです。

おとぎ話は、どの文化においても、多くの場合、スピリット（精神、精霊）の話というより、魂の話です。グリム童話の「命の水」などに見られるように、小人は魂が形をとったものです。シンデレラは魂の話です。その中に見られる元型は、ロバート・ブライが『アイアン・ジョンの魂（こころ）』で指摘したように、灰です。あなたは（なぜなら、これらの話はすべてあなたのことなのです）炉床の近くで灰の中に埋められており、命はあるものの、内なる美しさに気づかれないまま搾取され、嘆き悲しんでいます。この間に、成熟、変質、適応などの内側での新たな成長が起こり、ついに、キラキラとした黄金でありつつ、世の中の道理を理解した、もはや受け身でも未熟でもない完全に進化を遂げた人間の出現となります。完全に進化を遂げた人間は、魂とスピリット（精神、精霊）、上と下、物質と非物質の調和を体現します。

瞑想の実践そのものが、成長と進化の旅を映し出す鏡です。瞑想の実践も、私たちを上だけでなく下へも連れていき、私たちが喜びや光だけでなく痛みや暗闇にさえも直面し、抱きしめるよう求めてきます。そして何が起ころうと自分がどこにいようと、それを、問いかけること、心を開くこと、強さと英知を成長させること、そして自分自身の道を歩くことに活用するよう思い出させてくれます。

私にとって、「魂」や「スピリット」という言葉は、私たち人間が自己理解のために探求したり、この奇妙な世界で自分の居場所を見つける際に出会う、内なる経験を表現するための試みなのです。本当にスピリチュアルな作業が魂に欠けているなどということはあり得ませんし、本当に魂のこもった作業がスピリット（精神、精霊）なしでなされることなどあり得ないのです。私たちの悪魔、ドラゴン、小人、魔女や人食い鬼、王子様や王女様、王様や女王様、クレバスや聖杯、地下牢、そして櫂は、すべて今ここにあり、私たちに教えてくれる準備が整っているのです。しかし私たちは、気づいていようがいまいが、人間らしいとはどういうことかを体現している、私たち一人ひとりが生きている人生そのものの中で、勇敢で決して終わりのない探求の精神をもって、彼らに耳を傾け、受け入れなくてはいけないのです。もしかしたら、私たちの誰もができる、最も「スピリチュアル」なこととは、ただ私たち自身の目で見ること、全体性という視点で見つめること、そして誠実さと思いやりのある行動を取ることかもしれません。

あとがき

私は、人々が瞑想についての本をそんなに気軽に買うとは思いません。本書が出版されてから十年経っていることや、二十以上の言語に翻訳されているという事実が示唆するのは、人々は本書が持つ基本的なメッセージに惹きつけられ、心打たれているということであり、おそらくそれは、私たちがなぜか心の奥底では知っているけれども、それでもやはりおそらく少しだけ距離を感じてしまう、本来の自分でいるような直接的な経験に、あまりにも飢えているからではないでしょうか。もしかしたら、本質性、親密さ、明晰さに対する、ますます広がりを見せる強い憧れのせいかもしれませんし、私たちがすでに知っていることを思い出させてくれるからかもしれません。これらの性質は、自分たちの内側でだけ、そして日々の直接的な経験が展開する中だけでしか見つけることができず、そして展開するのは、私たちの状況がどんなものであれ、常にそして唯一、ここであり、常にそして唯一、今なのだということです。もしかしたら人々は本書のタイトルを見て、チャンスがあるうちに自らの経験に目覚めよという声や、決して到着などしないかもしれないし、もし到着しても決して正常に戻ることなどないかもしれない、勘違いした幻想に向かう道すがら、自分が何者であるか、どこに向かっているかという綺麗ごとを自らに語りながら、自分の人生を夢遊病者のように過ごし、そのために人生に起こる多くのことを見逃してしまうことがいかに簡単であるかということを、認識しているのかもしれません。

本書は私にとって非常に大切なものです。本書の十周年記念版用に何か書いてほしいと依頼をいただいた際に、私は今のままで完璧だと感じ、当初は、序文として新しい何かを付け足すことを非常に渋っている自分に気づきました。したがって、このあとがきです。

いうべきことはたくさんありますが、同時に、何もいうことはないのです。瞑想の実践そのものは永遠で、心の中にも外にもこのような大きな不安や混乱がある今という時代、そしてデジタル時代の到来、少しでも短時間でより多くのことをこなすことに私たちの能力を使い果たすことに突き動かされ、スピードが猛烈に早い今という時代、つまりこのような混乱やスピードの結果、自分自身と共に、そして自分自身のためにこの瞬間に存在できないリスク、存在するということから完全に切り離されてしまうリスクが劇的に増え続けている今のこのときに、私たちの社会において瞑想の実践がこれまで深く根差しているのを目にすることは、本当に喜ばしいことです。人間がこれまで進んできた全軌跡の中で、このようなことはまったくありませんでした。人類という種そのものが非常に危機的な状況、転換点にあり、目を覚ますこと、心を開いて存在すること、明確に見ることに対して私たちが本来持っている能力や、マインドフルネスが、かつてないほどに重要になっています。

私にとっては、この混乱の時代に、かつてないほどに今私たちが必要としているのは、この世の中における私たちのさまざまな行いの軌跡に付き添い、それを形作るような、そして同時に、人間としての私たちの潜在能力を完全に発揮する中で、私たちを個別に、そして全体としても導くような、内なる英知と意識の循環なのです。

マインドフルネス瞑想とは、特にそれが、単なるテクニックの一つとか、すでに多忙な日々の中でやるべき新たなことということではなく、その一瞬一瞬において、存在する方法の一つであり、人生を本当に大切なものとして生きることだと理解されれば、私たち自身や世界において、変革や癒しの可能性に気づくためのパワフルな手段の一つとなります。

さらに、マインドフルネスの瞑想は永遠への入り口であり、時間を超越して、時間の裏側で、時間の内部で作用するため、何かを得ようと努力したり、道の途中で自分が不十分だとか不完全だとかで自分を責めることなどをせずに、変容することができます。

本書が述べているように、あなたはすでに完璧なのです。私たち誰もがそうなのです。私たちの欠点や短所を含めて、私たちは完璧に私たちそのものなのです。問題は、私たちはそれを受け入れることができるでしょうか？　それと共に存在することができるでしょうか？　それに気づいているでしょうか？　よい、悪い、醜い、途方に暮れた、混乱した、胸が張り裂けそうな、ゾッとするような、痛ましいというような、私たちが陥るどのような状況においても、自身の完全性を受け入れ、私たちがすでにいるこの場所で、その完全性を体現することができるでしょうか？　ただそれをわかっている存在であり続けられるでしょうか？　私たちは、私たちの意識の中に存在する無限の美と神秘と知性に気づき、それは世話をすることや、愛情溢れた優しい気配りを育てていくことで、無限に磨きをかけることができるということにも気づくことができるでしょうか？　私たちがどこへ行こうと、そこには私たち自身がおり、そしてこの「そこ」とは常に「ここ」であり、現実がどんなものであろうが、すでにそれが現実であるので、少なくともその現実を認め、できればある程度受け入れることが必要であるということに気づくことができるでしょうか？　私たちは、完全性の中で成長し、貴重で儚い人生をより賢く生きることができるでしょうか？

　これらの質問はどれも、実のところ同じ一つの質問です。そして本能的な答えは、私たちにはできます、もちろんできます、ということです。詰まるところ、他に何ができるでしょうか？

　そして、たいていは目にされず気づかれず活用されない可能性と現実性が満ちた、非常に大切な私たちの人生を、チャンスがあるうちに自らの手元に戻してあげる以上に重要なことなどあるでしょうか？　そして「どこに行っても、そこにいるのはあなたです」か、もしくは「どこに行っても、あなたはそこにいません」のどちらかです。どの瞬間においても、どちらもある程度は真実です。でも私たちは、その「程度」に手を加えることができますし、今このときも、そしてずっとこれまでも、ただ一時的に忘れてしまっていた、私たちが誰であるか、何であるか、を思い出すことができるのです。

たとえ数分であれ、マインドフルネスを育めばそれが心を引き寄せます。マインドフルネスは、私たちが求めているつながりを呼び入れますが、その理由は、究極的には、マインドフルネスが表面的には分離しているように見える、私たち自身と世界という二つをつなぐものだからです。

マインドフルネスの実践は、現実での経験を通じて、私たちの苦しい感情や不安で常に批評している心の動揺が作り出す風が当たらない場所で、気づきと共に今という瞬間に休息することのパワーや癒しを示しながら、世界そして私たちのどちらにも内在する善良さや美しさをすぐに与えてくれます。また、もしこうした感情や心の動揺を否定したり黙らせようとする努力（結局は不安なエネルギーを助長するだけで、たいていは自分の内外どちらにおいても、光や愛ではなく危害と苦しみを生む結果となります）をやめれば、これらは自然と弱まっていかざるを得ないことを示してくれます。

この人生をかけた冒険に、心を込めて自らを投げ出すあなたのその勇気と根気強さに対し、深く敬意を表します。私たちの日常では、瞬間ごと、そして呼吸ごとに、私たち誰もが、お互いそして世界そのもののために無数にある可能性の形を具現化し、映し出しています。

呼吸一つ一つと共に、私たちは、より継続的に、より真摯に、より思いやりをもって、常にそしてすでに私たちのすぐ手元や内側にある明瞭さ、健全さ、幸福へのより大きな感謝を持ちながら、その可能性を示し、ひいては実現させるように絶え間なく導かれているのです。

願わくは、私たちの最も偽りのない本質の種が育ち花を咲かせ、そして——近い、遠いにかかわらず、また身近か否かにもかかわらず、ありとあらゆるすべての存在のために——その瞬間、その瞬間において、毎日、毎日、私たちの人生や仕事、そして世界を育て、励ましながら、私たちは、自らの内にある最も深遠で最善なものに、何度も何度も何度でも、自らを捧げ続けることができますように。

ジョン・カバットジン

二〇〇四年春

監訳者あとがき

私が本書の原作者であるジョン・カバットジン博士にお会いしたのは、二〇〇九年春にサンフランシスコ郊外で行われた治療者向けの研修プログラムでのことでした。治療者向けの研修といっても、「座禅」「歩き瞑想」「ヨガ」「ボディスキャン（体の各部位に順に意識を向けていくエクササイズ）」を繰り返すという患者さん向けの「マインドフルネス・ストレス低減プログラム」と何ら、内容は変わりませんでした。なぜなら、カバットジン博士は、マインドフルネスは、治療者が自ら実践することが何よりも重要であることを、常に強調されているからです。

その研修は、マドンナ山という、昼間は静けさに鳥のさえずりが響き渡り、夜はまたたくような星空が広がるような大自然の中で行われ、心を無にして瞑想していると、より一層、「目覚めていること」、つまりは煩悩を離れ、今、この瞬間に起きていることに意識を向けることの素晴らしさを体感することができました。そこで、カバットジン博士に全米でベストセラーとなった本書の翻訳を約束し、帰国後に出版社探しから始め、今日に至ったというわけです。

余談ですが、もう一人の講師であり、現在、カバットジン博士に代わってボストンのマインドフルネス医学センターのディレクターを務めるサキ・サントレリ博士が、研修中のある日、胸に大きく「念」とプリントされているTシャツを着ていました。そうです、「念」という文字は「今にある心」と書き、「念」は今しか込めることができない行為ですから、まさしくマインドフルネスの精神を象徴しているといえるのではないでしょうか。

この「マインドフルネスを始めたいあなたへ」を翻訳し始めた頃、私はフリーランスの心理カウンセラーで、精神的にも時間的にも余裕があったのですが、その後、ご縁あって千葉大学医学部の認知行動生理学教室にフルタイムで勤務することになり、環境も変わり、資格の勉強などもあって、その余裕がなくなってしまったのです。

そんな状態の中でも、カバットジン博士の詩的で豊かな表現力と、優しいお人柄を反映した文体に触れると、日常に忙殺された心が癒されて、本書でいうところの「今、この瞬間の完全さ」を味わうことができ、作業が終わるころには、不思議とスッキリした感覚を味わっていました。ですので、この本を読んでくださる皆様にも、是非、その感動が伝われればと思い、経験がないながらも、心を込めて訳させていただいたつもりです。

今年は、待望のカバットジン博士の来日ワークショップが予定されており、欧米では、マインドフルネスの医学的効果に関するエビデンス（根拠）が次々に発表されていますので、日本の医療に波及する日もそう遠くはないでしょう。この本が、その一助となれば、訳者の一人として、この上ない喜びです。

最後に、本書の出版にあたり、ご尽力くださった星和書店の石澤社長、佐々木悠さん、素晴らしい一次訳をしてくださった松丸さとみさん、そして、いつも支えてくれる家族に、心より感謝いたします。

田中麻里

◆著者◆

ジョン・カバットジン（Jon Kabat-Zinn）

マサチューセッツ大学医学部名誉教授。マサチューセッツ大学医学センターのストレス軽減クリニックの創設者であり、現在も世界各国で、医師や医療従事者向けにマインドフルネスストレス低減プログラム（MBSR）の指導にあたっている。本作と前作「マインドフルネスストレス低減法」（春木豊訳，2007，北大路書房）は、全米でベストセラーとなっている。

◆訳者◆

田中　麻里（たなか　まり）

立教大学文学部を卒業後、10年近い企業経験を経て、現在は、千葉大学大学院医学研究院認知行動生理学に勤務。うつ病や不安障害の認知行動療法の研究にたずさわる。

精神保健福祉士。認定認知行動療法士。

松丸　さとみ（まつまる　さとみ）

駒澤短期大学国文科卒。学生および日系企業での駐在員として6年強ロンドンで過ごした後、現在はフリーランスにて、幅広い分野の翻訳・通訳・ライティングを行う。

米国NLP協会認定NLPプラクティショナー。

マインドフルネスを始めたいあなたへ

2012年8月22日　初版第1刷発行
2014年5月12日　初版第2刷発行
2016年4月27日　初版第3刷発行

著　者　ジョン・カバットジン
監訳者　田中麻里
訳　者　松丸さとみ
発行者　石澤雄司
発行所　株式会社 星和書店
〒168-0074　東京都杉並区上高井戸1-2-5
電話　03（3329）0031（営業部）／03（3329）0033（編集部）
FAX　03（5374）7186（営業部）／03（5374）7185（編集部）
http://www.seiwa-pb.co.jp

　ISBN978-4-7911-0813-8

うつのためのマインドフルネス実践

慢性的な不幸感からの解放

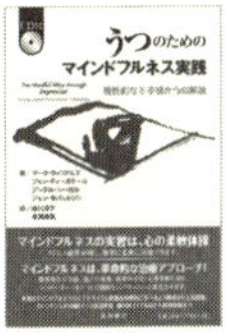

［著］マーク・ウィリアムズ
ジョン・ティーズデール
ジンデル・シーガル
ジョン・カバットジン

［訳］越川房子、黒澤麻美

A5判　384頁　本体価格 3,700円　CD付き

マインドフルネスは実証に基づいた心理学的介入であり、うつや慢性的な不幸感と格闘する人々にとって革命的な治療アプローチである。マインドフルネスを実践することで、これまでうつになってきたパターンから脱却することができ、ストレスフルな問題に対してもより適切な対応ができるようになる。本書は、瞑想実践のガイドとしてCDが付属、エクササイズと瞑想を効果的に学べるよう構成されたマインドフルネス実践書である。

発行：星和書店　http://www.seiwa-pb.co.jp　価格は本体(税別)です